암, 나는 이렇게 극복했다

아, 나는 인생에 속았다.

양, 나는 양들이 좋았다

아, 나는 입에서 는 녹았다

암, 나는 이렇게 극복했다

장석영 지음

팔복원

암,
나는 이렇게
극복했다

장석영 지음

차 례

암, 나는 이렇게 극복했다

❋ 책머리에 ... 8

1. 어느 날 갑자기 찾아온 불청객 ... 13
❋ 너무 과신했던 건강 ... 14
❋ 수술대에 눕던 날 ... 19
❋ 의사를 전적으로 믿어라 ... 23
❋ 가족의 사랑과 헌신이 환자를 살린다 ... 28
❋ 수술보다 더 어려웠던 항암치료 ... 32
❋ '길어야 3개월'은 맞지 않는 말이다 ... 38

2. 암에 걸렸을 때 꼭 알아 두어야 할 일 ... 43
❋ 암에 대한 인식부터 바꿔라 ... 44
❋ 좋은 의사를 선택하라 ... 50
❋ 사소한 일이라도 의사와 상의하라 ... 56
❋ 환자의 권리는 제대로 주장하라 ... 60
❋ 생활 습관부터 바꿔 나가라 ... 65
❋ 예방이 최선이다 ... 70

3. 신항암 식품 어떤 것이 있나　75
* 속초에서 우연히 만난 사람　76
* 청국장 예찬론　82
* 채소와 과일 그리고 버섯　86
* 현미잡곡밥을 짓자　91
* 최고의 항암 식품 홍삼과 양파　95
* 현대판 불로초 항산화제　99

4. 운동 요법의 알파와 오메가　105
* 약이 되는 운동을 하라　106
* 걷기만큼 좋은 운동은 없다　110
* 힘든 운동은 삼가는 게 좋다　115
* 지나친 휴식은 오히려 해가 될 수 있다　120
* 자연치유 방법을 병행하라　125
* 웃으면 복이 온다　129

5. 암 완치 가능하다　135
* 암 발생 양상　136
* 조기 발견해야 완치가 가능하다　140
* 약으로 완치시킬 수 있는 암도 있다　143
* 방사선 요법과 약물 요법의 획기적 발달　146
* 가족의 적극적 협조와 국가시책의 중요성　148
* 암 예방을 위한 12가지 수칙　151

6. 암이 가져다준 삶의 변화 — **153**
- 간증에 나서다 — 154
- 감사와 기도하는 마음으로 살자 — 166
- 느림의 미학(美學) — 172
- 철저한 소식주의(小食主義) — 177
- 가족과 더 많이 갖는 여가생활 — 183
- 잘 먹고 잘 싸고 잘 자자 — 188

7. 알아 두어야 할 7대 암에 대한 상식 — **193**
- 간암(肝癌) — 194
- 위암(胃癌) — 198
- 폐암(肺癌) — 202
- 자궁암(子宮癌) — 205
- 유방암(乳房癌) — 208
- 대장암(大腸癌) — 212
- 갑상선암(甲狀腺癌) — 215

책머리에

속칭 '혹'이라고 불리는 종양에는 양성과 악성의 두 가지가 있는데, 후자의 악성 종양이 곧 암(Cancer)이다. 이는 '게'(Crab)를 뜻하는 희랍어 Kornos 라는 말에서 유래하고 있다. 즉, 암은 한번 발생하면 마치 '게'처럼 딱 달라붙어 결코 떨어지지 않고 결국 그 개체가 죽어야 끝난다는 의미에서 연유된 것이라고 한다.

하지만 최근 들어 의학의 발달로 불치병으로만 간주되던 암의 완치율이 크게 늘고 있다는 반가운 소식이다. 이유는 간단하다. 그만큼 암을 조기에 발견하기 위한 검진과 수술의 개선 및 방사선 치료법의 출현과 약물 요법의 발달 때문인 것이다.

현재까지 암의 가장 확실한 치료법은 두 말할 필요도 없이 조기에 발견하여 암소(癌巢)를 완전히 절제하는 수술이다. 전문가들에 따르면, 국소적으로 진행된 암의 경우, 육안으로는 완전한 절제가 가능하더라도 미시적인 암소가 남아 있는 경우가 있어서 방사선 치료나 약물 치료를 보조요법으로 시행해야 하는 예가 많다고 한다.

사실 암의 정체는 현대의학도 아직 시원스럽게 밝혀내지 못하고 있다. 그러나 암이 세포의 병이라는 사실은 확실하다. 암은 정상 세포에서 기원하지만, 성장이 정상적인 기전에 따라 조절되지 않고 한없이 계속되는 일종의 미치광이, 무법자와도 같은 존재이다. 특히 암은 조직은 물론 각 부위로 전이해서 결국은 생명을 잃게 하는데, 인체의 어느 조직이나 장기에서도 발생이 가능한 무서운 병임에는 틀림없다.

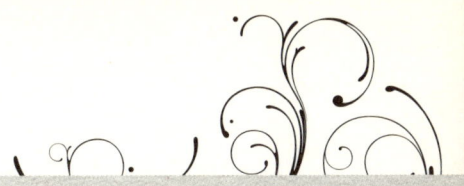

　사람은 누구나 건강하게 오래 살고 싶어 한다. 나이가 상당히 많은 분이라 해도 여생에 대한 애착은 젊은 사람과 별 차이가 없다. 최근 통계에 따르면, 일반적으로 세균성 질환 등이 성공적으로 퇴치되어 감에 따라 전반적인 평균수명이 증가하고 있는 것이 사실이다. 하지만 암의 발생률이 높아지면서 사망 원인의 1위는 암이 차지하는 것으로 나타나고 있다.
　통계청의 '2009년도 한국의 사회지표'를 분석해 보면, 지난해 암으로 숨진 사람은 인구 10만명 당 139.5명으로 2위인 뇌질환(56.5명)보다 2배 이상 높고, 7위인 교통사고(14.7명)의 10배에 가까이 되었다.
　그런데 한 가지 희망적인 것은 암 환자의 생존 기간이 크게 늘어나고 있다는 것이다. 보건복지부 중앙암등록본부에 따르면, 1996~2000년 발생한 암 환자의 5년 생존율은 44%였으나 2003~2007년 암 환자의 5년 생존율은 57.1%로 높아졌다고 한다. 여간 고무적인 통계가 아닐 수 없다.
　여하튼 최근의 많은 연구를 통해 증명되고 있는 것은 우리 인체 내의 모든 세포가 처음부터 암을 유발할 수 있는 발암인자를 구조적으로 갖고 있다는 점이다. 이는 암의 근본적인 완전퇴치가 불가능하다는 이유가 되는 것이다. 그러나 나는 나의 경험을 통하여 이런 암도 예방과 조기 발견 및 치료를 통해서 얼마든지 극복할 수 있다고 본다.
　내가 어느 날 갑자기 찾아 온 불청객 암을 맞아 투병생활을 하면서 느낀 바는 '암은 절대로 완전 퇴치가 어렵지만, 싸워서는 이길 수가 있다'는 것이었다. 나는 모든 암 환자들이 그랬듯이 처음 대장암이라는 통고를 받고 그 순간 하늘이 노랗게 보였다. 그리고는 '왜 하필 내가 암에 걸린 것이야' 하면서 신에 대한 노여움에 휩싸였었다. 하지만 나는 마음의 평정을 찾는 순간 '모든 것을 하나님께 의지하자'고 마음을 다잡게 되었고, 결국 수술과 항암치료를 통하여 암을 극복할 수 있었다.

나는 수술보다 더 어렵다는 항암치료를 감내해 냈고, 의사선생님의 지시대로 식생활을 개선하면서 주로 걷기 운동을 열심히 함으로써 암과의 기나긴 싸움에서 이길 수 있었던 것이다. 나는 기나긴 투병 과정을 거치면서 암에 대한 많은 것을 알게 되었고 영육 간에 얻은 소득도 많았다.

암이 가져다준 나의 삶은 놀라울 정도로 변화되었다. 되도록 많은 암 환자들에게 나의 투병 과정에 대한 경험담을 들려주려고 노력했다. 그리고 하루하루를 감사하고 기도하는 마음으로 삶을 살았다. 특히 내가 투병하는 동안 군소리 한 마디 하지 않고 늘 가까이서 시중을 들어준 아내와 여생을 함께 보내는 시간을 가지려고 노력했다.

이제 2010년 7월 1일로 내가 암 수술을 받은 지 만 5년이 경과하게 되었다. 그동안 많은 사람들에게 암의 예방에서부터 치료 과정과 완쾌되기까지를 설명해 왔다. 그러나 말로 설명하는 데는 한계가 있음을 알게 되었다. 그래서 어느 날 나는 아내에게 "암이라는 통고를 받으면 누구나 놀라는데, 암은 불치병이 아니고 극복할 수 있다는 것을 더 널리 알릴 수 있는 방법이 없을까" 하고 상의했다. 아내는 내 말이 끝나자마자 대뜸 하는 말이 "당신은 글 쓰는 사람이잖아요. 그러니 그동안 겪은 내용을 책으로 펴

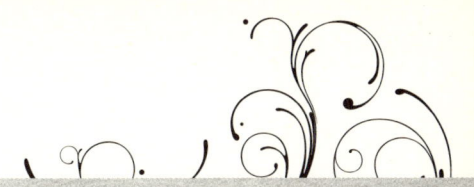

내시도록 하면 되지 않겠어요?"라고 하는 것이 아닌가. 나는 무릎을 치면서 "바로 그거다. 왜 내가 그 좋은 생각을 못했지" 하면서 곧 바로 집필에 들어갔다. 지난 6개월 동안 내가 보고 듣고 겪은 암에 대한 모든 것을 적은 것이 〈암, 나는 이렇게 극복했다〉이다. 나는 의사가 아니다. 의학 분야에 대해서 모르는 것은 책을 읽고 나의 주치의 선생님에게 조목조목 물어서 적어 나갔다. 특히 여기 나오는 건강식은 병원에서 가르쳐 준 대로 먹은 음식들이고, 효과를 본 식품들이다. 서둘러 책을 내느라 부족한 부분도 많을 것이다. 하지만 의사도 아닌 한 사람의 환자로서 그간 기나긴 컴컴한 터널을 지나오면서 겪어 온 투병기이므로 읽는 분들에게 조금이나마 도움이 될 것으로 믿어 의심치 않는다.

끝으로 이 책자가 세상에 나올 수 있도록 도와주신 도서출판 팔복원의 김기제 사장님과 편집과 교정을 맡아 주신 여러 분들께 감사드린다. 특별히 나의 투병생활 동안 한 번도 불평 없이 내조해 준 아내에게 다시 한 번 고맙다는 말을 전한다. 암을 극복하고 이렇게 다른 이들을 위해 '암 극복기'를 쓰고 펴낼 수 있는 은혜를 주신 하나님께 모든 영광을 돌린다.

저자 장 석 영

암, 나는 이렇게 극복했다

1 어느 날 갑자기 찾아온 불청객

- 너무 과신했던 건강
- 수술대에 눕던 날
- 의사를 전적으로 믿어라
- 가족의 사랑과 헌신이 환자를 살린다
- 수술보다 더 어려웠던 항암치료
- '길어야 3개월'은 맞지 않는 말이다

너무 과신했던 건강_

◉ 2005년 6월 초여름의 상쾌한 아침 공기를 가르며 나는 동네 근린공원에서 걷기 운동을 하고 있었다.

"장박사, 운동 나왔어요?"

그때 누군가 나를 불러 세웠다. 동네 이용국내과 원장이신 이용국 박사님이었다.

"혈압약만 타러 오지 말고 좀 놀러 와요. 그래 요즘은 건강에 이상 없죠"?

이 박사님은 빠르게 걷던 걸음을 잠시 멈추고 가쁜 숨을 몰아쉬면서 나의 건강에 대해 물어 왔다. 내 대답이 나왔다.

"뭐 특별한 것은 없는데 요즘 들어 아랫배가 더부룩하고 소화가 안 되는 데다 방귀가 자주 나와요. 변비도 있는 것 같고."

그러자 이 박사님은 나에게 조만간 병원에 한 번 들러 대장 검사를 받아 보라고 권하고 다시 빠른 걸음으로 걸어갔다.

사실 나는 최근 들어 소화가 안 되고 변비도 생겨 고생하고 있었다.

식사를 할 때면 수저로 밥을 뜨자마자 뭔가 꽉 막히는 듯한 느낌이 온 몸으로 전해져 왔다. 요즘 들어서는 왼쪽 아랫배가 뻐근하게 아파 오는 것이 장이 막힌 것 같은 느낌이 들곤 했다. 전 같으면 아침에 한 시간 정도 걷기 운동을 하면 속이 편해졌는데, 지금은 운동을 해도 전혀 소화가 되지 않는 것 같았다.

6월 중순으로 접어들면서 기말고사와 학위논문 심사다 하여 학교 일은 더욱 바빠지고 있었다. 6월 15일 저녁이었다. 식욕이 없고 속이 계속 더부룩해서 저녁식사를 하는 둥 마는 둥 했다. 나는 아내에게 변비약 좀 있으면 달라고 했다. 약사인 아내는 변비약도 상비약으로 준비해 둔 것이 있다고 했다. 배가 쓰리고 아픔 상태가 계속되고 있었다. 손으로 배를 누르기만 하면 더 아팠다. 변비약을 복용했다. 밤 11시 30분쯤 되었을 때였다. 배 속을 쥐어뜯는 듯한 통증이 시작됐다. 약 30여 분간을 통증에 시달려야만 했다. 다급해진 아내가 119 구급차를 불렀다. 중앙대학 흑석동병원 응급실로 실려 갔다.

인턴 한 분이 오더니 따뜻한 물수건으로 배를 마사지해 수고 화장실에 다녀오라고 했다. 변을 조금 봤다. 약 1시간 가량 계속되던 통증이 다소 가라앉는 듯했다. 조금 전에 왔던 인턴이 아침에 입원 수속을 하라고 했다. 나는 학교의 학사 일정 때문에 집에 갔다가 1주일 후쯤 입원하겠다고 하고 집으로 돌아왔다.

학교 일이 어느 정도 마무리된 뒤 나는 이용국 원장님을 찾아갔다. 6월 28일 아침 10시. 원장님은 대장 검사를 하자고 했다. 약물을 항문을 통해 주입하고 X레이를 찍는 검사 방법이었다. 검사가 끝나고 아내와 함께 대기실에서 기다리고 있자 원장실로 들어오라는 호출이 왔다. 원장실에 들어서자 원장님의 안색이 심상치가 않은 것 같았다. 그는 약간 더듬는 말투로 나에게 이렇게 말했다.

"장 박사, 암입니다."

청천벽력과 같은 대장암 판결이 내려진 것이다. 눈앞이 노랬다. 아내의 얼굴을 쳐다보니 백지장처럼 하얗게 질려 있었다. 건강에 자신이 있었던 나는 믿을 수가 없었다.

"혹시 잘못 본 건 아닐까? 다시 검사해 보자고 할까?" 하지만 이 원장님이 보여 주는 X레이 사진을 보니 암이 확실한 것 같았다. "아니, 술 담배도 안하고 매일 아침 걷기 운동을 한 시간 이상을 하는데 암이라니?" 도무지 믿겨지지가 않았다. 그래서 원장님에게 재검사를 해보는 것이 어떠냐고 물었다. 돌아온 대답은 "100% 확신한다"는 것이었다. 하루라도 빨리 수술해야 산다고 했다.

"장 박사는 다행히 초기인 것 같으니 너무 걱정할 필요는 없어요. 다만, 다른 장기로 전이되지 말아야 하는데…"

그러면서 이 원장님은 큰 병원으로 옮겨 빨리 수술을 하자고 했다. 아직까지 감기 정도는 걸려 봤어도 다른 잔병치레도 않던 나는 암 선고를 받는 순간 머리 속이 온통 텅 빈 것 같았고 의사의 설명에도 좀처럼 무슨 말을 하는지 들리지 않았다.

"암은 증상이 발견된 후에는 이미 손 쓸 방법이 없이 진행된 경우가 많습니다. 건강에 늘 관심을 기울이고 정기 검진을 받는 사람이거나 다른 병으로 병원을 찾았다가 암이 발견된 사람 외에는 조기 발견이 쉽지 않은 까닭도 암은 증상이 쉽게 나타나지 않기 때문이죠. 아까도 말씀드렸지만, 장 박사는 그래도 조기 발견된 것이니 수술만 잘하면 잘 될 것입니다."

이때 아내가 아주 절박한 음성으로 원장님에게 물었다.

"원장님, 수술만 하면 괜찮을까요? 생명에는 지장이 없는 것이지요?"

나는 정신을 추스르고 아내를 쳐다보며 태연한 척해 보였다. 환자인 내가 다 죽어가는 시늉을 한다면 아내를 비롯한 가족들의 절망은 어떠할까 하고 생각하니 나라도 씩씩한 모습을 보여야겠다는 마음이 들었다.

나는 원장님에게 암의 위치가 어디냐고 물어 보았다. 왜냐하면, 위치에 따라 수술하는 방법이나 수술 후의 후유증이 어떠하다는 것을 형님의 경우를 통해서 상식적으로 알고 있었기 때문이다. 나의 사형은 몇 년 전 직장암으로 수술을 받고 치료 중이었는데 경과가 좋은 편이었다. 더욱이 암의 위치가 직장 아래쪽이 아니고 약간 위쪽이어서 수술이 쉬웠고 인공항문을 달지 않아도 되었다.

"대장암은 진행 암이라도 다른 암 등에 비해서는 치료가 잘 되는 편입니다. 그러나 발병 위치가 항문과 가까운 왼쪽, 직장 아래쪽에 있으면 췌장암이나 간암만큼 위험하지요."

원장님의 설명은 계속되었다. 보통 수술로 암세포를 제거할 때는 전이와 재발 방지를 위해 암세포 주변까지 여유를 두고 절제하지만, 항문에서 얼마 떨어지지 않은 곳에 발생한 암은 항문까지 자를 수 없기 때문에 수술하기가 여간 어려운 것이 아니라는 것이다. 만약 항문까지 절제한다면 인공항문을 달아야만 한다고 했다.

  다행히 나의 경우는 왼쪽에 암이 위치해 있지만, 항문에서 멀리 떨어진 중간 지점에 있어서 아무 걱정을 하지 않아도 된다고 했다. 원장님의 자세한 설명에 나는 그런 대로 안도할 수가 있었다. 나는 원장님이 주선해 준 대로 중앙대학 흑석동병원에 입원하기로 했다.

수술대에 눕던 날_

중앙대 흑석동병원으로 달려가 소개받은 박성일 교수님을 찾았다. 이용국 원장님으로부터 위급환자를 보낸다고 연락을 받은 박 교수님은 미리 준비하고 있었던 듯 온화한 미소를 띠며 나를 맞아 주었다. 박 교수님은 그 자리에서 진찰실 침대에 눕게 한 뒤 항문으로 손을 넣어 진찰한 다음 곧바로 8층 10호 10인실로 입원을 시켰다. 그리고 그 시간 이후부터 금식과 함께 정밀검사가 시작됐다. 혈액을 채취하고 심전도 검사를 했다. 이어 대장 내시경 검사와 CT 검사 MRI와 PET 검사가 이어졌다. 그때마다 가슴은 두근거렸다.

링거를 꽂고 누워 있는데 아내의 연락을 받은 송태근 담임목사님이 한달음에 병실로 달려오셨다. 목사님의 안수기도가 시작되었다. 목사님은 내 배 위에 두 손을 얹으시고 간절히 기도하셨다. 그리고 다음과 같은 말로 나를 안심시켰다.

"집사님! 너무 걱정하지 마세요. 하나님께선 집사님을 너무너무 사랑하시니까 반드시 치료해 주실 겁니다. 집사님을 장립집사로 삼으셨잖아요. 하나님께서 집사님을 좋은 일꾼으로 쓰시기 위해 다듬고 연마하시는 것입니다. 이게 모두 하나님의 은혜입니다. 하나님을 믿으시지요? 아니, 반드시 믿으셔야 해요. 알았죠?"

목사님이 돌아가신 뒤 저와 아내는 하나님의 은혜에 감사하는 기도를 하기 시작했다.

"은혜의 하나님 아버지! 제가 암이라는 몹쓸 병을 앓고 있다고 합니다. 곧 큰 수술을 받아야 합니다. 하나님! 죄 많은 저를 불쌍히 여기시어 병마와 싸워 이길 수 있다는 믿음을 제게 주시기를 원합니다. 주님! 주님께서는 보잘 것 없는 저를 장립집사로 부르시지 않았습니까? 그것은 저를 앞으로 하나님 나라를 확장하는 데 일꾼으로 쓰시기 위한 것이 아니겠습니까? 하나님의 능력의 힘으로 안수하시어 병마를 이겨낼 수 있는 은총을 베풀어 주시옵소서."

기도를 끝내고 나니 좌불안석이던 마음이 차분해지는 듯했다. 그래도 긴장과 초조의 시간은 계속되었다. 바로 앞 병상의 환자가 퇴원을 하고 있었다. 위암으로 입원했다가 수술 경과가 좋아져 통원치료를 하게 됐다고 한다. 그 자리에 담낭 수술 환자가 들어왔다. 옆 병상엔 간암 수술 환자가 열심히 성경을 읽고 있다. 친지들이 몰려와 왁자지껄하더니 금방 자리를 떠났다. 한 칸 건너 병상엔 70대 노인이 대장암 수술을 했는데 경과가 나빠져 퇴원했다가 다시 입원했다. 환자들의 이야기는 오늘 아침에 간암 말기 환자가 중환자실에서 운명했다고도 했다.

수술 일자가 7월 1일 12시 30분으로 잡혔다고 알려 주었다. 입원 소식이 교회에 알려지면서 부목사님들과 장로, 권사, 집사님들이 연달아 병문안을 왔다.

그 사이 수술 준비가 착착 진행되었다. 수술 승낙서에 보호자의 날인이 있었다. 그런데 보호자는 아들이어야 한다고 했다. 아들이 미국에 살고 있다고 하니 딸을 데려오란다. 왜 아내는 보호자가 안 되느냐고 하니까 아내는 무촌이기 때문이란다. 처음 알게 된 사실이다. 기분이 좋을 리 없었다. 우여곡절 끝에 아내가 보호자로 인정되었다. 수술 당일 아침 일찍 의사선생님이 직접 체모를 제거해 주었다. 병실 잠옷을 벗어 거꾸로 입게 하고 이동병상에 태워져 수술실로 향했다.

수술실로 옮겨가는 동안 이사야 41장 10절을 몇 번이고 외웠다.

"두려워 말라. 내가 너와 함께함이니라. 놀라지 말라, 나는 네 하나님이 됨이니라. 내가 너를 굳세게 하리라. 참으로 너를 도와주리라. 참으로 나의 의로운 오른손으로 너를 붙들리라." 그 사이 내 마음은 담대해져 가고 있다. 수술은 성공적으로 끝났다. 박 교수님이 집도하면서 4시간 정도 걸릴 것이라고 했는데 2시간 만에 끝났다고 아내에게 알렸다고 했다. 수술이 진행되는 동안 문밖 아내의 심정은 타 들어가는 듯 했다고 한다. 수술이 예정 시간보다 너무 빨리 끝나도 걱정이고 길어도 걱정이기 때문이었으리라. 대개 수술이 빨리 끝나면 개복했다가 이미 암이 전신으로 전이되어 그대로 덮는 경우이고, 늦게 끝나면 원래 예상했던 암이 다른 장기에서 발견되었을 때라고 한다. 두 가지 모두 불길한 징조임에 틀림없다.

회복실로 옮겨 마취에서 깨어났을 때 비로소 아내는 안도의 숨을 쉴 수 있었다고 했다. 그 때부터 수술 부위에서 심한 통증이 시작되었다. 암 덩어리를 중심으로 대장을 10cm 정도 잘라내고 이어 꿰매었으니 통증이 없을 수 있겠는가. 회복실은 나 이외에도 수술을 끝낸 세 명의 환자가 통증을 참지 못해 소리를 지르고 있었다.

나는 통증이 엄습할 때마다 우리의 죄값을 치르기 위하여 십자가에 못 박히신 예수님을 떠올렸다. "예수님의 고통에 비하면 지금 이까짓 통증은 아무것도 아니잖아" 하면서 오랜 시간 드러누운 채로 감사기도를 드렸다.

주님의 은혜는 놀라웠다. 기도가 끝난 뒤 그렇게 심하던 통증은 씻은 듯 사라졌다. 도저히 믿기지 않는 일이 일어났던 것이다. 나는 병상에 누운 채 한없이 감사의 눈물을 흘렸다. 옆 병상의 환자 가족이 나에게 "어째서 그렇게 서럽게 우느냐?"고 조심스럽게 물어 왔다. 나는 힘없는 목소리지만 분명하게 대답했다. "주님의 은혜가 어찌나 깊고 높으신지 너무너무 감사해서 눈물이 저절로 쏟아진다"고 했다. 그리곤 또 다시 감사 기도를 드렸다.

"지극히 높으신 하나님 아버지! 저를 주님의 자비로우신 날개 아래 보호해 주시고 위로와 권능의 손길을 펼치시어 훌륭한 의사선생님을 만나게 해 주시었으며, 수술도 성공리에 끝나게 해 주셨습니다. 그 크신 사랑과 은혜에 진심으로 감사드립니다."

● 1. 어느 날 갑자기 찾아온 불청객

의사를 전적으로 믿어라_

●중환자실에서 하룻밤을 보낸 나는 곧바로 종전에 입원했던 일반병실로 옮겨졌다. 매일 많은 친인척과 교우들이 병문안을 왔다. 수술이 끝났다는 소식을 전해들은 담임목사님께서 또다시 문병을 와서 환자를 위한 간절한 기도를 하셨다. 하루하루 수술 부위가 아물어 가고 경과도 호전되어 갔다.

두 칸 건너 병상에 새 환자가 입원했다. 간암이었다. 김포에 있는 모 은행 지점에 근무한다는 40대 후반의 장년이었다. 그는 처음부터 절망에 빠져 있는 듯했다. 여러 병원을 다녀 봤지만 수술해도 살 가망이 별로 없다고 해서 마지막으로 이 병원으로 와 봤다고 했다. 그래서 어렵게 수술을 하지 말고 약물로만 치료할 수 없느냐고 의사에게 조른다. 부인과 가족들이 수술하면 살 수 있다고 의사선생님이 말하지 않더냐면서 매달리다시피 해도 막무가내였다. "괜히 칼을 댔다가 암세포가 퍼져 금방 죽을지 모른다"면서 "약물 치료가 안 된다면 퇴원해야겠다"고 했다.

수술 여부를 놓고 이틀 정도 의료진과 입씨름을 하던 그가 입원 3일째 되던 날 수술을 하겠다고 나섰다. 가족은 물론 의료진도 그의 결심에 놀라는 눈치였다. 그의 설명은 이랬다.

"옆 병상의 장 선생님한테서 얘기를 들었어요. 의사를 믿으라고 말입니다."

사실 나는 그이와 많은 대화를 나눴다. 우리 둘의 과거사부터 현재의 심정을 허심탄회하게 이야기했다. 하나님은 우리를 직접 치료하시기도 하지만, 의사의 의술을 통해서도 치료해 주신다고 말해 주었다. 환자가 의사를 믿지 않고 치료를 거부한다면 치료 시기만 놓치게 된다고 일러주었다. 그러니 환자는 의사의 치료를 방해해선 절대로 안 된다고 했다. 더욱이 환자 자신이 절망에 빠져 살아갈 의지를 잃는 것만큼 나쁜 것은 없다고도 했다.

"내가 경험한 바로는 암 치료를 방해하는 가장 강력한 적군은 바로 암 환자 자신이라고 봅니다. 암 치료를 도와주는 가장 큰 아군 역시 암 환자 자신이고요. 아무리 의사가 치료를 잘해도 환자 자신이 살려는 의지가 없으면 아무 소용이 없을 것입니다."

그는 나의 권유도 권유였지만, 내 옆에서 며칠째 간호하고 있는 집사람의 헌신적인 모습과 이따금씩 내 말을 거들면서 자기에게 해주는 충고에 감동받아 수술을 받기로 했다고 털어놨다. 그는 퇴원 후 지금까지도 병실 동창이라며 서로 안부를 교환하고 있다.

의사를 믿지 않아 세상을 일찍 떠난 교우도 있다. 이 교우 역시 병명은 간암이었는데, 의사의 수술 권유를 거절하고 사이비 목사의 꾐에 빠져 결국 치료 시기를 놓친 경우다. 그는 내가 퇴원하여 항암치료를 받고 있을 때 만나자는 연락을 해왔다. 종로5가에 있는 한 한약 도매상이 있는데 암에 특효약을 만들어 팔고 있다면서 한번 같이 가 보자고 했다. 그리고 그 특효약은 세 번만 복용하면 금방 낫기 때문에 암 환자들이 서로 구입하려고 난리라고도 했다. 또한 한약 도매상의 형님이 반포에 있는 교회 목사님인데 약을 복용한 뒤에 기(氣)치료를 목사님한테 받으면 재발은 걱정 안 해도 된다고 했다. 내가 듣기엔 참으로 허무맹랑한 소리였다. 그래서 나는 그에게 전혀 그럴 생각이 없다는 것과 괜히 그런 사람들에게 넘어가는 일이 없도록 하라고 충고까지 해 주었다.

그런 일이 있은 1년 뒤 그 교우는 엉터리 한약 도매상과 사이비 목사에게 속아 암 치료를 못 받고 많은 돈만 사기당한 뒤 저세상 사람이 됐다. 뒤에 안 일이지만, 그 교우가 나한테 전화했을 때 그는 이미 간암 선고를 받은 뒤 엉터리 한약을 복용하고 가짜 목사에게 재산의 일부를 바치면서 기치료를 받고 있었다는 것이다.

이처럼 시중에는 엉터리 항암 치료제와 식품들이 넘쳐나고 있다. 거의 모두가 지푸라기라도 잡고 싶은 암 환자들을 대상으로 사기 행각을 벌이는 것들이다. 물론 전문가의 진단에 따라 복용할 수 있는 식품이라면 상관없다. 하지만 전문가의 진단 없이 아무 식품이나 먹었다가는 오히려 치명적인 독약을 먹는 결과를 초래할 수도 있다. 어떤 식품은 일반인에게는 먹어도 좋은 음식이지만 암 환자에게는 해가 되는 것도 있다. 그래서 치료 중에는 병원에서 짜 주는 식단대로 음식을 드는 것이 좋다.

그렇다면 대장 절제 후 식사는 어떻게 하는 것이 좋을까. 대장은 물과 전해질의 일부(Na$^+$, K$^+$)를 흡수하는 역할을 한다. 대부분의 영양소들은 소장에서 흡수가 이루어지므로 대장을 절제하더라도 영양소의 대사 및 흡수에는 지장을 초래하지 않는다고 한다. 그래서 병원에서는 대장 절제 후 적어도 두 달 이상 식사의 원칙을 제시한다.

첫째, 식사를 규칙적으로 해야 하며 경우에 따라서는 소량씩 잦은 식사가 도움이 된다.

둘째, 탈수와 변비를 방지하기 위해 충분한 수분을 섭취한다.

셋째, 수술 후에는 장의 휴식을 위해 저(低)잔사식이 도움이 될 수 있다. 즉, 생채소, 말린 채소, 생과일의 섭취를 제한한다. 잡곡 등의 도정되지 않은 곡류의 사용을 제한한다. 견과류(호두, 잣, 땅콩)와 종실류(참깨, 들깨)의 사용을 주의한다. 우유는 수술 직후에는 소화하기 힘들 수 있고 전사를 많이 만들 수 있으므로 1일 1컵 이하로 섭취하는 것이 좋다.

넷째, 금주, 금연은 필수다.

다섯째, 너무 지나친 식품의 제한은 바람직하지 못하므로 개인의 적응도에 따라서 점차 정상식사로 이행해도 된다. 하지만 식품 선택시 피해야 할 식품 가운데는 지방육, 닭껍질 등 동물성 지방이나

> 햄, 소시지, 베이컨, 기름진 생선, 특히 통조림 등과 같이 지방을 많이 함유한 식품이다. 또한 초콜릿, 땅콩버터, 크림, 파이 종류라든가 콩류, 양파, 양배추, 옥수수 등 가스를 만드는 채소나 과일은 수술 후 2~3개월까지는 먹지 않는 것이 좋다.

나는 이 원칙을 철저히 지켰다. 지금도 금주, 금연은 물론이고 동물성 지방이나 기름진 생선, 특히 통조림 등은 멀리 하고 있다.

가족의 사랑과 헌신이
환자를 살린다_

●암을 극복해내기 위해서는 제일 먼저 환자 자신이 살아야겠다는 의지가 있어야 한다. 그리고 그 다음이 좋은 의사를 만나야 한다. 마지막으로 가족의 사랑과 헌신이 있어야 한다.

나는 나이 64세에 암 선고를 받고 아직 할 일이 많이 남아 있는데 일찍 세상을 떠날 수 없다고 생각했다. 그것은 지금까지 나와 살면서 나와 자식들을 위해 한평생 헌신적으로 살아온 아내에 대한 보상이 남아 있다는 것이었다. 결혼과 함께 60세까지 약국을 경영하면서 힘들게 살아온 그 사람에게 이제 여생을 함께 즐겁게 지내자고 약속해 놓고 겨우 3년밖에 실천에 옮기지 못했는데 어떻게 일찍 갈 수 있느냐고 생각했다. 그래서 반드시 암을 이겨내서 오래도록 아내와 맛집도 찾아다니고 경치 좋은 곳도 여행 다녀야겠다고 다짐했다.

아내는 내가 발병하면서부터 정신적인 충격을 이겨내고 혼자서 병수발을 해냈다. 내가 항암주사를 맞을 때부터는 체력을 유지할 수 있도록 음식에도 무척 신경을 썼다. 신경이 날카로워진 내가 무슨 말을 해도 지금까지 다 받아 주고 있다. 말하자면, 아내는 나의 정신적인 지주인 셈이다. 무척이나 건강하던 아내가 그날 이후 많이 쇠약해진 듯하다. 흰 머리도 많아진 것 같다. 병원에 입원해 있던 20여 일을 보조침대에서 쪼그리고 지냈다. 그래도 언제나 웃는 얼굴이었다. 내가 병원에 갈 때면 한 번도 혼자 갔다 오게 한 일이 없다. 부부라는 사랑의 끈을 놓지 않은 덕에 나는 암을 이겨낼 수 있었다고 생각한다. 가족의 사랑은 환자인 나의 정신적 안정과 체력을 유지하는 원동력이 되었던 것이다.

당시 나에게는 6살짜리 손녀 윤정이가 미국에 살고 있었다. 병원에 입원 중이었을 때, 이 아이는 뉴욕에 살면서 전화를 걸어 할아버지를 웃기려고 무척 애를 썼다. 아마 그 아이가 제 아빠로부터 "할아버지 병을 빨리 낫게 하려면 많이 웃으시도록 해서 엔도르핀이 많이 나오도록 해야 하는데 멀리 떨어져 있어서 걱정이다"라는 말을 들은 모양이었다. 아들은 이런 딸의 행동을 보고는 나의 병을 하루 속히 완쾌시켜 드리겠다면서 그해 10월 모든 미국 생활을 정리하고 귀국했다. 손녀의 귀국은 나에게 매일같이 '웃음치료'의 효과를 가져다주었다. 아침에 일어나 저녁에 잠자리에 들 때까지 벌어지는 손녀의 재롱잔치는 계속되었고, 우리 가정은 그로 인해 항상 웃음꽃이 만발했다. 손녀가 늘 웃음 이벤트를 마련했던 것이다.

한번은 이런 일도 있었다. 손녀가 아래 이가 흔들리자 아마 혼자서 이를 뽑았던 모양이었다. 손녀는 나에게 와서 왜 이가 빠지는 것이냐고 물었다. 나는 "헌 이가 빠지고 새 이가 나오는 것은 하나님께서 네가 더 예뻐지라고 베푸신 은혜란다"라고 대답해 주었다.

다음날 저녁이었다. 학교에서 돌아오니 온 식구가 케이크를 가운데 놓고 나를 기다리고 있었다. 웬 케이크냐고 물었더니, 손녀가 헌 이를 빼 주시고 새 이를 나오게 해 주신 하나님께 감사드려야 한다면서 제 아빠에게 졸라 사온 것이라고 했다. 손녀는 내가 의자에 앉자마자 할아버지가 감사기도를 드려달라고 했다. 한편으로는 당황스럽기도 했지만, 그러는 손녀가 대견스럽기도 하고 귀엽기도 했다. 나는 "그래, 내가 대표기도를 드릴 테니 모두 하나님께 감사기도를 드리자"면서 난생처음으로 "헌 이를 빼고 새 이가 나오게 해주신 하나님의 은혜에 감사하는 기도"를 드리게 되었다. 그런데 기도 중에 기도 내용을 들은 식구들은 그만 웃음보를 터뜨리지 않을 수 없었다.

또 이제는 중학생이 된 외손자도 1주일에 한 번은 전화를 걸어 "식사는 잘 하시느냐", "걷기 운동은 매일 하시느냐" 하면서 건강 체크를 해주었다. 그리고는 할아버지는 반드시 건강을 되찾으셔서 제가 결혼해서 자식을 낳을 때까지 사실 것이라고 말하곤 했다.

지난해에는 친손자 윤준이가 태어나서 더 많은 엔도르핀이 나오고 있다. 아들 내외는 하루가 멀다 하고 손자를 데리고 와서 나를 기쁘고 즐겁게 해주고 있다. 이처럼 내 주변에는 나 혼자 힘으로 암을 물리칠 수 있도록 도와주는 가족이 있었다.

나에게는 가족 말고도 암을 이겨낼 수 있게 해준 또 한 분의 조력자가 있었다. 바로 주치의사인 박성일 교수님이다. 박 교수님은 대장암의 수술 경험이 많은 전문가인 데다가 종합병원 외과의 가운데서 그 실력이 뛰어난 분이라고 소개받은 바 있었다.

그분은 실력과 경험도 많은 분이지만 환자를 대하는 모습이 꼭 가족과 같은 느낌이 드는 분이었다. 언제나 웃는 낯으로 환자를 대하고 환자나 가족에게 질문을 할 때도 아주 친절하게 하신다. 그리고 환자와 가족에게 언제나 희망적인 이야기만 들려주려고 노력하는 분이었다. 환자가 궁금한 것을 물어 보면 절대로 귀찮아하지 않고 대답해 주곤 했다. 이런 의사선생님을 만난 것은 역시 하나님의 은혜라고 생각했다.

수술보다 더 어려웠던
항암치료_

　수술이 끝난 뒤부터 나에게는 항악성 종양제가 투약이 되기 시작하였고 20여 일 뒤부터 항암주사를 맞기 시작했다. 수술 후 1주일쯤 지났을 때 몸무게를 달아 보니 약 8kg이 준 72kg이었다. 얼굴은 삐쩍 말랐고 혈색은 노래 완전한 병색이었다. 처음엔 이게 내 원래 얼굴인가 하고 놀랐다. 손등은 온통 주사바늘 자국투성이고 발과 팔뚝에는 검게 변한 혈관들이 삐죽삐죽 튀어 나와 있었다. 이런 모습은 항암치료가 계속되면서 더욱 심해졌다.

　빨리 퇴원하려면 걷기를 계속하라는 바람에 다리에 힘이 없으면서도 병실 복도를 하루에 적어도 한 시간 이상은 왔다갔다 해야 했다.

　나는 항암치료가 진행될수록 변해 가는 내 모습에 "이거 이러다가는 암을 치료하기 전에 독한 약 때문에 지레 죽는 것은 아닌가" 하는 걱정이 생기기도 했다. 그것도 그럴 것이 내 몰골은 시간이 지날수록 마치 죽음 직전의 사람처럼 흉측하게 변했던 것이다.

하지만 내 모습보다 더 걱정스러운 것은 항암치료 후 밀려오는 고통이었다. 처음 항암약을 복용했을 때는 구역과 구토가 가끔씩 일어나고 밥맛이 없고 설사를 하는 정도였지만, 항암주사를 맞고부터는 고통 정도가 매우 심하게 나타났다. 구토 방지제를 복용해도 주사를 맞고 열흘간은 거의 밥을 입에 대지 못했고, 그러다 보니 힘이 없어 걸을 수도 없었다. 머리카락도 빠져 갔다. 나는 사람들이 항암치료가 진행될수록 절망하는 이유를 알 것 같았다.

항암주사는 매월 1회씩 6개월간 맞아야 한다고 했다. 두 번째 맞은 뒤로부터 후유증은 점점 더해 갔다. 살 좀 빠지고 머리카락 좀 빠지는 것은 견딜 만했다.

항암주사를 맞고 4~5일간은 정말로 참기 어려웠다. 온 몸으로 찾아드는 고통은 몇 번이고 아파 죽겠다는 소리를 지르게 했다. 계속되는 구토와 설사도 참기 힘들었다. 어떤 때는 몸 곳곳에 발진 등의 증상이 니더나기도 했다.

그때마다 나는 하나님께 감사기도를 드렸다. 그리곤 성경책을 펴고 데살로니가 전서 5장 16절에서 18절에 나오는 말씀을 읽고 또 읽었다. "항상 기뻐하라. 쉬지 말고 기도하라. 범사에 감사하라. 이는 그리스도 예수 안에서 너희를 향하신 하나님의 뜻이니라." 아주 간결한 이 말씀을 읽고 읽으면서 앞으로 어떤 고난이 닥치더라도 감사와 기쁨의 심정을 잃지 않겠다고 다짐했다. 그리고 항상 기도하는 마음으로 살기로 했다. 인간은 약한 존재다. 부족한 인간이 감사할 줄 모른다면 짐승과 다를 바가 무엇이 있는가.

　보통 항암주사는 오전 10시부터 약 10분 정도면 맞는다. 그 후 한두 시간쯤 지나면서 구역질이 나고 구토가 시작되었다. 온 몸이 뒤틀리는 고통은 밤 10시 이후부터 심해지기 시작하여 새벽녘까지 지속된다. 고통은 악몽 그 자체다. 뼈마디가 쑤시고 창자 부위가 땅기면서 아프다. 이런 모습을 지켜보는 아내 역시 고통은 마찬가지였다. 그래서 밤에는 서재에서 시라도 읽겠다면서 침실에서 나오곤 했다. 서재로 와서는 벽에 걸린 예수님 사진 앞에서 무릎을 꿇고 이 불쌍한 죄인을 용서하여 주시도록 간절히 기도했다. 그럴 때는 참으로 은혜스럽게도 그렇게 극심하게 조여 오던 고통이 지나가곤 했다. 나는 철저하게 주님에게 의지했다. 그리고 혼자만의 싸움을 했다.

　더 큰 문제는 주사를 맞은 뒤 거의 10여 일은 음식을 입에 대지 못하는 것이었다. 흰죽을 시도 때도 없이 자주 먹어 보지만 구토로 큰 효과가 없었다. 앞으로도 4개월은 더 맞아야 하는데 체력이 받쳐 주지 못하니 그게 걱정이었다.

　항암치료를 하면서 나는 교회 출석은 반드시 했다. 고통이 아무리 심해도 주일이면 어김없이 예배에 참석했다. 그 와중에 안수집사 장립식이 거행됐다. 나도 참여했다. 그런데 식이 진행되는 동안 그렇게 심했던 구역질이 멈춰 줬다. 퇴원 후 처음으로 교회에 나갔다가 내가 몰랐던 사실을 알게 되었다. 5천여 명의 교우들 가운데 암 치료를 받았거나 새로 치료를 받는 환자가 20여 명에 달했다. 아니, 그보다 더 많을 수도 있다. 내가 친한 분들 가운데 아는 숫자이니 내가 모르는 환자가 더 있을 것이다. 그렇게 많은 교우가 암을 치료받았거나 치료 중인데도 나는 그동안 관심이 없어서 몰랐던 것이다. 주님 앞에서 나의 무지와 이웃사랑 부족을 회개하고 용서를 빌었다.

내가 그때 만난 암 환자들은 암보다 항암치료가 더 무섭다고 말했다. 암은 눈에 보이지 않지만, 고통은 직접적으로 느껴지기 때문에 더욱 견디기가 힘들다는 것이다. "그러나 항암치료가 아무리 힘들다 하더라도 암을 치료하려면 절대로 거부해서는 안됩니다" 그들이 이구동성으로 나에게 일러 주는 말이다. 나는 살아야겠다는 집념이 강해서인지 여섯 차례에 걸친 항암주사와 항암제의 복용을 철저히 받았다. 나는 그때부터 암에 대한 연구를 하기 시작했다. 암 환자는 얼마나 되며, 암의 발병 원인은 무엇인지 차근차근 공부해 나갔다. 관련 서적을 구입해 읽고 인터넷에도 들어가 봤다.

우선 당장 시급한 것이 항암치료가 왜 이렇게도 독할 수밖에 없는지 그것부터 알아보기로 했다. 그 과정에서 항암치료의 고통을 슬기롭게 이겨나가는 방법도 스스로 터득해냈다.

나는 약사인 아내에게 물어 봤다. 그의 대답은 모든 약에는 부작용이 있다고 했다. 약을 남용하지 말라는 이유도 여기에 있다는 것이다. 감기약도 많이 사용하면 면역력을 떨어뜨린다고 했다. 그러니 항암제들의 부작용은 더 클 수밖에 없다는 것이다. 사실 암은 매우 강하고 무서운 병이다. 그런 암을 제거하려면 사용되는 약물도 강할 수밖에 없을 것이다. 항암제는 나쁜 백혈구만 공격하는 것이 아니라 좋은 백혈구도 침공한다. 식욕이 감퇴하고 구토와 설사에서부터 탈모에 이르기까지 부작용이 나타나는 것은 어쩔 수 없는 것이다.

그래도 항암치료는 꼭 해야 한다. 수술 후 재발의 위험성을 제거하고 전이를 막는 데는 항암제 이상의 것은 없다. 아무리 큰 부작용이라도 이를 알고 처방한 것이라면 복용해도 생명을 앗아가지는 않는다. 하지만 암을 그대로 놔두면 생명이 위험해진다. 그래서 항암제는 주사든 복용약이든 암을 치료하기 위해서는 사용하지 않을 수 없는 것이다.

의사들은 항암제를 함부로 처방하지 않는다. 내 경우를 보면 분명히 알 수 있을 것 같다. 나는 수술도 완벽하고 암이 초기에 발견되었기 때문에 500밀리그램씩만 항암제를 주사한다고 했다. 그것보다 더 강한 것이 750밀리그램이라고 했다. 그래서 머리칼이 덜 빠지고 고통도 덜 했던 것이다. 그 대신 재발 확률을 낮게 하기 위하여 약물 복용까지 함께 처방하는, 이른바 칵테일 요법을 쓴다고 했다. 두 가지 항암제를 쓰기 때문에 치료의 효과도 그만큼 크다는 것이 박성일 교수님의 설명이었다. 암의 상태에 따라서는 방사선 치료와 보조 약품을 함께 사용하기도 한단다.

항암주사를 여섯 번 맞고 고통의 터널을 벗어나기 시작했다. 그때 종합검진이라는 다리를 건너는 어려운 일이 기다리고 있었다. 다시 채혈을 하고 X레이를 찍고 초음파 검사, CT 검사, MRI 검사, PET 검사, 대장 내시경 검사를 순서대로 받았다. 항암치료로 기진맥진한 상태에서 금식을 하고 종합검진을 하루 종일 받다 보니 거의 탈진 상태에 이르렀다.

1주일 후 최종 검사 결과를 통보받는 날이다. 가슴이 뛰고 안절부절 못했다. "결과가 좋아야 할 텐데, 나쁘면 어떻게 하지" 자라 보고 놀란 가슴 솥뚜껑 보고 놀란다는 속담이 생각났다. 박 교수님 방으로 들어갔다. 컴퓨터에 올라와 있는 검사 데이터와 사진을 교수님이 살펴보는 동안 나와 아내는 숨소리도 제대로 낼 수가 없었다. 그리고 교수님 안색을 살폈다. 다행히 심각한 표정이 아니었다. 한참을 화면에서 눈을 떼지 않던 박 교수님이 나를 바라보면서 엷은 미소를 보낸다. 속으로 일단은 안심이 되었다.

"치료가 잘 되고 있습니다. 아직은 아무런 증상이 나타난 것이 없습니다. 고생하셨습니다."

그 한마디에 내 눈에서 눈물이 핑 돌았다. 아내를 쳐다보니 긴장이 풀린 모습이었다.

"항암제는 계속 복용하시고, 음식 조절은 잘 하셔야 합니다. 어디 이상한 곳은 없으시죠? 조금만 더 고생하시면 반드시 좋아질 것입니다."

이렇게 나는 6개월간의 항암주사를 맞고 항암제를 복용하면서 처음 2년간은 6개월에 한 번씩 종합검진을 받았다. 3년째 되던 해부터 1년에 한 번 검진을 받기는 했지만 만 5년을 지나 지금까지 재발 없이 무사히 건강을 지키며 즐겁게 살고 있다.

'길어야 3개월'은 맞지 않는 말이다_

●암이라는 선고가 있고 나면 제일 먼저 의사로부터 듣는 말이 바로 병의 기수와 완치 가능 여부에 관한 이야기다. 초기라는 말을 듣는 환자는 그래도 충격이 덜하지만, 3기 또는 4기라는 말을 듣는 환자와 가족은 그 충격이 엄청나다. 암에 대해 잘 알지도 못하는데 얼마나 당황할지는 보지 않아도 짐작이 간다. 그래도 환자나 가족은 기수와 완치율에 대해 더 알기 위해 의사선생님에게 질문을 쏟아붓는다.

"4기면 말기인가요? 얼마나 살까요? 수술하면 살 가망은 있나요?"

계속되는 질문에 담당의사는 차근차근 알려 주지만 환자나 가족의 궁금증은 가시지를 않는다.

암의 병기 구분은 종양의 범위에 따라 그 진행 정도를 숫자로 구분하여 표시한 것이다. 이는 치료 방침을 결정하고 예후를 판단하기 위한 것인데, 지금 쓰이고 있는 것은 'TNM 스테이징 시스템(TNM Staging

System)'이라고 한다. T(Tumor : 종양)는 원발종양의 크기이고, N(Node : 결절)은 임파선에 퍼진 정도를 말하며, M(Metastasis : 전이)은 다른 장기에 전이되었는가를 보는 것이다. 그러나 일반인들은 1기부터 4기까지로 나누는 방법을 잘 이해한다.

그러나 환자 입장에서는 기수로 구분하기 보다는 초기암, 중기암, 진행암 정도로 구분하는 것이 훨씬 이해하기가 쉽다. 기수로 따지면 초기는 1기에 해당하고, 중기는 2, 3기를 말하며, 진행암은 4기(말기)를 뜻한다.

여기서 암의 기수는 곧 완치율을 말한다. 완치율은 암의 발병 부위에 따라 차이가 있으나 대개 5년 생존율을 기준으로 1기에서는 90%를 상회하며, 2기에서는 3분의 2, 3기에서는 3분의 1 정도의 생존 가능성을 보인다. 4기는 이미 암이 전신에 전이된 상태이므로 통계학적으로는 완치 가능성을 기대하기 어렵다. 때문에 완치보다는 생명 연장을 목적으로 치료하는 것이 보통이다.

이처럼 1기, 2기, 3기, 4기로 나누는 완치율에도 예외는 얼마든지 있다. 내가 수술을 받은 지 5일째 되던 날 병실 창가의 아홉 번째 병상에 나와 같은 대장암으로 입원한 70대 노인이 있었다. 그분은 검사 결과 대장암 4기라고 했다. 암이 대장 대부분으로 전이된 것 같다고 했다. 말 그대로 이제 죽을 날만 기다려야 한다는 것이다. '길어야 3개월' 정도 생존할 가능성이 있다는 것이다. 그래도 의사는 수술을 권유했다. 수술 후 항암치료를 하라고 말했다. 다행히 환자가 순순히 응했다. 그분의 말로는 "아직 장가를 안 든 막내아들이 있는데, 그 녀석이 장가 가는 것까지는 보고 죽어도 죽어야겠다"고 했다.

그분은 일찍이 병원을 찾지 않은 것을 후회했다. 몸에 이상 증세가 나타났는데도 뭐 별 것 아니겠지 하고 방치해 두었다가 말기까지 왔다는 것이다. 보건소에서 하는 정기 검진이라도 제대로 받았으면 조기 진단으로 암을 빨리 발견했을 것이라고도 말했다.

그분의 수술은 힘들게 끝났다. 의사의 얘기로는 대장의 3분의 1은 절제해야만 했다는 것이다. 그래도 폐 등 다른 장기로는 전이가 안 돼 다행이었다. 나는 그분에게 같은 대장암 환자로서 내가 겪고 지켜 나가고 있는 과정들을 하나도 빼놓지 않고 가르쳐 드렸다. 그분은 서울에서 양복천 도매상을 한다면서 서로 연락처를 교환하자고 했다. 내가 퇴원을 하고 2개월쯤 지나서 그분한테서 전화가 왔다. 수술 후 다행히 경과가 좋아 퇴원했고, 지금은 화학치료를 받으러 병원에 가는 중이라고 말하면서 내 안부를 물어 왔다. 우리는 그 후부터 지금까지 암 치료에 대한 정보를 공유하면서 지내고 있다.

가만히 생각해 보니 1기 환자는 열에 아홉이 살고, 4기 환자는 그저 죽을 날만 기다릴 수밖에 없다는 것인데, 앞의 그분과 같은 경우는 어떻게 설명해야 할지 난감하다. 그분처럼 지금까지 멀쩡히 살아서 건강한 삶을 영위하고 있는 것을 보면 '길어야 3개월'이라는 말을 너무 쉽게 해서는 안 된다고 생각한다. 물론 나는 1기 환자여서 열에 아홉에 해당되었다고 보지만, 내가 암 치료를 받으면서 보고 듣고 한 주변의

이야기를 종합해 보면, 눈에 보이는 수치들이 얼마나 무의미한가를 알 수 있다.

통계학적으로만 보면 그 노인은 심각한 상황이었고, 수술에 성공할 가능성도 사실은 희박한 상태였다. 그러나 그분과 의사는 병의 기수나 완치율에 연연하지 않고, 암은 반드시 극복할 수 있다는 자신감을 가졌기에 수술도 치료도 성공적으로 끝난 것이라고 본다.

물론 그 분의 경우가 일반적인 예가 될 수 없다는 것을 모르는 바는 아니다. 만에 하나 그분이 잘못 되었을 경우 책임은 가족과 의사에게 돌아갈 수도 있다. 하지만 그분을 살릴 수 있었던 것은 검사에 따른 수치에 절망하지 않은 환자와 가족의 마음가짐과 정성을 다해 집도하고 치료한 의료진의 노고가 맞아 떨어졌기 때문이라고 본다.

암에 대한 여러 가지 자료와 검사 수치들은 지금까지의 결론적인 통계에 지나지 않는다고 생각한다. 통계라는 것은 평균치를 말하는데, 그 통계를 가지고 어떤 개인의 경우를 저울질하는 잣대는 될 수 없다는 얘기다.

심지어 어떤 암은 기수 자체를 명명할 수 없는 경우도 있다고 한다. 또한 어떤 암이라도 생존율이 전혀 없는 경우는 없다고 한다. 그러므로 생존율이 떨어진다거나 검사 수치가 나쁘다고 해서 절대로 절망해서는 안 된다. 방송국의 특집 프로그램인 '생로병사'라든가 기타 암 관련 소식을 접해 보면, 산 좋고 물 좋은 곳에서 지내면서 말기암 환자들이 쾌차했다는 보고가 잇따르고 있다. 실제로 암 환자들이 그곳에서 식이요법을 하면서 병원에서 주는 항암약을 복용해 온 결과 의사들도 깜짝 놀랄 정도로 암 덩어리가 사라지고 있다는 증언이 나오고 있다.

나는 암 환자들에게 누가 어떤 자료를 제시하더라도 개의치 말고 '나는 1%라도 생존 가능자의 대열에 낄 수 있다' 는 확신을 가지라고 권하고 싶다. 그리고 통계상으로 살아남은 사람들이 취한 생존 방법이 무엇인지 고민하고 연구하라고 말하고 싶다. 생존자들이 어떻게 의사의 지시에 따랐는가, 병원에서 차려 준 식단을 얼마나 지속적으로 지켜 나왔는가, 가족의 사랑과 헌신은 있었는가 등이 환자의 생명을 살리는 첩경임을 잊어서는 안 된다. 또한 수치로부터 자유로워지고 반드시 암을 이겨 살아나야겠다는 환자 자신의 희망과 의지가 있으면 암은 결코 불치병이 아닌 것이다.

암, 나는 이렇게 극복했다

2 암에 걸렸을 때 꼭 알아 두어야 할 일

- ❈ 암에 대한 인식부터 바꿔라
- ❈ 좋은 의사를 선택하라
- ❈ 사소한 일이라도 의사와 상의하라
- ❈ 환자의 권리는 제대로 주장하라
- ❈ 생활 습관부터 바꿔 나가라
- ❈ 예방이 최선이다

암에 대한 인식부터 바꿔라_

🌸암 선고를 받으면 대개 가장 먼저 보이는 반응이 절망과 분노이다. 나도 사람이기에 이런 감정에서 벗어나지 못했다. 잘못하면 내가 그동안 이루어 놓은 모든 것을 당장 잃어버릴 수도 있고, 사랑하는 가족들까지 더는 볼 수 없게 된다고 생각하니 참으로 기가 막히고 어찌 할 바를 모를 정도로 힘들었다. 여기에 원망도 해 봤다. 내가 믿는 하나님에 대한 원망이었다. 도대체 내가 잘못한 것이 무엇인가? 왜 내가 이런 불행을 맞이해야 하는가? 그저 열심히 살았고 한동안 하나님을 멀리 했지만, 이제는 그렇지 않은데 왜 하나님은 나에게 이런 엄청난 시련을 주시는가? 더구나 안수집사로 장립하시지 않았는가? 누구나 할 수 있는 원망을 나도 많이 했다.

그러나 이런 절망과 분노는 나에게 아무런 도움이 안 되었다. 만일 내가 절망 속을 헤매고 있었다면 나는 암을 극복하지 못했을 것이다. 더욱이 나의 잘못을 하나님에 대한 원망으로 바꾸었다는 것은 이제 생각하면 몸 둘 바를 모를 정도로 부끄러운 일이다.

나는 기도를 하면서 나 자신과 싸워 암을 이겨내야겠다고 결심했다. 또한 하나님이 나를 일꾼으로 귀히 쓰시기 위해 연마시키는 것이라고 생각을 고쳐먹었다. 그렇게 생각하니 암에 대한 잘못된 인식을 바꿀 수 있었다. 나도 처음에 그랬지만, 많은 사람들은 어느 날 갑자기 증상을 나타낸다는 이유만으로 암을 운이 나빠 걸린 병이라고 생각한다. 하지만 모든 병은 반드시 원인이 있게 마련이듯이 암도 마찬가지다. 따라서 암도 원인이 있는 병이라고 인식하는 것이 절망에서 벗어나는 첫 걸음이라고 할 수 있다. 나의 경우만 보아도 암의 발병은 나의 잘못된 식생활 습관에서 비롯되었다고 본다. 나는 젊었을 때부터 고기를 좋아했고 술도 자주 마셨다. 운동량도 그리 많은 편이 못되었다. 그러다 보니 동물성 지방이 쌓일 수밖에 없었을 것이다. 언론사의 일 또한 스트레스를 많이 받는 경우다. 한 마디로 암이 그래도 늦게 발병된 것이 다행이라고 말할 수밖에 없다.

　또한 암은 하나의 질병에 불과하다. 누구나 다 생길 수 있는 병이기 때문이다. 전문가에 따르면, 이 세상 모든 사람의 몸속에는 암 유전자가 도사리고 있다. 우리 모두는 태어날 때부터 암 유전자를 가지고 태어나므로, 지금은 당장 아닐지 모르나 언젠가는 암이 발병할 수 있다는 것이다. 그러므로 암 선고를 받았다고 해서 자포자기하거나 누구를 원망해서는 안 된다.

　우리 몸의 세포는 부모로부터 이어 받은 유전자를 가지고 있다. 그렇다면 부모는 조부모로부터, 조부모는 증조부모로부터, 증조부모는 고

조부모로부터 물려 받은 유전자가 있다는 것이다. 따라서 지금 자신이 가지고 있는 유전자 속에는 모든 조상의 유전자가 다 들어 있다는 말이며, 그 속에는 암 유전자도 포함되어 있다. 그렇다면 오래 전부터 많은 선조들을 거쳐 내게로 이어져 온 가계(家系) 중에 암 환자가 한 사람도 없을 리는 만무하다. 이렇게 보면 암이 운이 없어서 걸린 병이라고 말하는 것은 옳지 않다. 오히려 모든 사람이 암에 노출되어 있다고 생각해야 할 것이다. 다만, 암이 발병할 시기가 주위 환경과 식생활에 따라 사람마다 다를 뿐인 것이다.

다음으로 암을 두려워 말라고 말하고 싶다. 암을 두려워하면 암한테 지고 말기 때문이다. 그런데 암을 두려워하는 것은 암의 정체에 대해 정확히 모르는 데서 비롯한다고 본다. 옛말에 지피지기면 백전백승이라고 했듯이, 암을 알고 나면 용기가 나고 절망에서 쉽게 벗어날 수 있다. 나는 의사를 믿고 따르기로 하면서도 내 자신이 암이란 무엇인가 알기 위해 많은 공부를 했다.

그렇다면 암은 왜 발병하는가? 인간의 몸은 세포로 이루어져 있다. 그 가운데 생식세포를 제외한 체세포가 우리 몸의 99% 이상을 차지한다. 또 체세포 중 신경세포와 뇌세포를 제외한 모든 세포는 끊임없이 분열해서 새로운 세포를 만들어내고 젊은 세포가 늙은 세포와 세대 교체를 하며 우리 몸을 유지해 나간다.

바로 이 과정에서 암이 될 세포가 발생한다. 우리 몸을 이루는 75조 개나 되는 세포가 분열하고 세대 교체를 하다 보면 간혹 세포 간의

DNA 복제가 손상되거나 제대로 이루어지지 않아 돌연변이 세포가 생기게 마련이다. 이 돌연변이 세포가 나중에는 암세포가 되는 것이다.
　돌연변이 세포가 생기는 것은 자연스러운 일이다. 때문에 사람은 태어나면서부터 암세포가 될 돌연변이 세포를 가지고 있다. 세포 분열이 시작되는 순간부터 돌연변이 세포도 만들어지기 때문이다.
　그러나 모든 돌연변이 세포가 암세포로 변하는 것은 아니라고 한다. 태어날 때부터 암으로 변할 돌연변이 세포를 가지고 있는 반면, 돌연변이 세포를 물리칠 면역 세포 역시 가지고 태어났기 때문이다. 면역 세포들은 우리 몸에 이상을 가져다줄 돌연변이 세포를 발견하면 즉시 죽이는 역할을 한다. 바로 이 면역 세포, 즉 우리 몸의 방어체계가 약해졌을 때 암이 발병하는 것이다. 다시 말해 면역 세포에 의해 제거되지 못한 돌연변이 세포가 암세포로 변하는 것이다. 우리 몸의 방어체계가 약해진다는 것은 결국 면역 세포가 약해지는 것을 말한다. 왜 그럴까? 그것은 무엇보다도 노화 때문이다. 나이가 들면 모든 세포와 기관들이 그 기능을 점차 잃어가게 마련이다. 그 과정에서 암이 발생하는 것이다. 하지만 면역 세포의 노화는 나이보다 건강의 유지 상태에 따라 결정된다. 운동을 계속하고 식이요법으로 건강을 유지한다면 그만큼 세포의 노화 속도는 늦어진다.
　두 번째는 면역 세포의 힘을 약화시키고 암을 발병시키는 것은 돌연변이 세포를 유발하는 발암 물질이 우리 몸속에 축적되기 때문이다. 가장 대표적인 것이 담배다. 담배 속에 들어 있는 수천 가지의 화학 물질

중 절반 정도의 성분이 암의 원인이 되는 돌연변이 세포를 생성시키는 동시에 인체의 면역력을 떨어뜨린다. 담배 속에 들어 있는 발암 성분이 체내에 계속 쌓이게 되면 돌연변이 세포는 어느 순간 갑자기 암세포로 변하게 된다.

또 한 가지 암에 대해 알고 있어야 할 진실은 암은 누구에게나 찾아올 수 있는 아주 흔한 질병이란 사실이다. 실제로 우리나라에서 해마다 발병하는 암 환자 수는 약 70~80만 명에 이른다고 한다. 그러나 언제 누가 암 환자가 될지 알 수 없다. 특히 평소 암의 발병을 고려하지 않고 생활하는 사람들에게 암은 찾아오기 쉽다. 통계에 따르면, 우리나라의 사망 원인 중 3분의 1이 암이라고 한다. 이것만 봐도 '나는 암과 상관이 없다'라는 생각은 이제 버리고 암을 예방할 수 있도록 주의를 기울여야 할 것이다.

또 하나 암에 대한 인식을 바꿔야 할 이유는 암은 절대 불치병이 아니라는 점이다. 암이 불치병이라고 생각하는 것은 암이 아니라 사람들이다. 평소에 암은 나와 아무런 관계가 없다고 생각하면서, 암에 대한 예방을 전혀 하지 않다가, 암이 찾아 오면 바로 죽음이라고 절망하는 사람들이 암을 불치병이라고 낙인찍는 것이다. 우리가 흔히 앓는 감기도 조기에 치료하지 않으면 폐렴이 되어 사망에 이르게 되는 경우가 있지만, 감기를 불치병이라고 부르지는 않는다. 암도 마찬가지다.

요즘은 하루가 다르게 암 치료 기술이 발전되고 좋은 항암제도 속속 개발되고 있어, 제일 치료가 어렵다는 췌장암조차도 조기에만 발견되면 완치될 수 있다. 의료수가도 암의 경우 본인 부담이 5%까지 내려가 치료에 많은 도움을 주고 있다. 그 결과 암은 더 이상 죽음의 병이 아닌 완치 가능한 병으로 변해 가고 있다. 암의 재발 비율도 낮아지고 있다.

과거 수술 후 90%가 넘게 재발해 죽음을 맞았던 위암의 재발률은 30%대로 줄었고, 재발 후에도 70%의 환자가 치유되는 것으로 통계는 말하고 있다. 암이 불치병이라는 인식을 바꾸는 것이 암을 이기는 첫 번째 관문이다.

좋은 의사를 선택하라_

◉암 환자들 대부분은 암이 무서운 질병이라는 사실에 두려움을 느낄 뿐이지, 자신의 암이 어떤 병인지, 어떤 치료를 해야 하는지 잘 모른다. 암에 걸려서 공부를 한다 해도 지금 당장 전문적인 의사들의 지식을 따라 갈 수는 없다. 따라서 암 환자 대신 치료의 길을 열어 줄 실력과 경험이 풍부한 의사가 필요한 것이다.

하지만 좋은 의사를 선택하기란 그리 쉬운 일만은 아니다. 나도 암 발견 초기에 가장 고민해야 했던 것은 바로 나의 담당의사를 선택하는 일이었다. 나는 이 부분을 동네의원 원장님과 충분히 상의하며 해결했다.

원장님은 나에게 큰 병원을 차례로 대면서 그곳의 대장암 관련 의사에 대한 실력과 경험, 그리고 환자와의 커뮤니케이션이 잘 되느냐 하는 문제 등에 대해 상세히 설명해 주었다. 게다가 환자를 돌볼 간병인을 두지 않을 경우, 내 아내가 간병을 한다면 병원과 집과의 거리와 교통편도 고려 대상에 넣었다.

원장님이 소개한 의사는 대부분이 일류라고 이름이 붙어 있었다. 현장 경험이 풍부하고 환자에게 믿음도 줄 수 있는 분들이라고 했다. 그런데 많은 분들이 워낙 수술 스케줄이 몇 달씩 짜여 있어 지금 당장 수술을 하기가 어려웠다. 결국 내가 선택한 병원은 현장 경험도 풍부하고 친절한 의사가 있는 곳이며, 수술도 1주일 이내에 가능하고 집에서 가까우며 교통편도 좋은 곳이어야 했다.

나는 대화가 잘 되지 않는 일류 의사보다는 환자와 함께 대화하려는 성의를 보이는 의사가 좋은 의사라고 생각한다. 그래야만 의사나 환자 혼자가 아닌 의사와 환자가 함께하는 치료가 될 수 있는 것이다.

아는 의사도 없고 누가 믿을 만한 의사인지 알 길이 없다고 해서 넋 놓고 앉아 있으면 안 된다. 아는 의사가 없다면 좋은 의사를 알고 있는 사람이라도 찾아야 한다. 물어물어 찾다 보면 그 안에 최선의 선택을 할 수 있는 길이 열리게 마련이다. 아는 의사가 없다거나, 물어 볼 사람이 하나도 없다거나, 소개받을 사람을 믿을 수 없다는 말은 괜한 핑계에 불과하다. 알려고 마음만 먹으면 어떻게든 알아 볼 길이 있다고 본다. 한두 다리 건너 알아 보면 의사에 대한 기본적인 정보를 줄 수 있는 사람이 한두 명은 있는 것이다.

병은 자랑하라고 했다. 교회에 다닌다면 교우들에게 소문을 내라. 그러면 많은 정보를 손쉽게 얻을 수 있다. 나처럼 동네의원에 가서 물어보는 적극적인 자세도 필요하다. 집 근처 내과나 개업의를 찾아가 조언을 구하면 최소한 정보원 정도는 구할 수 있다. 암에 대한 전문의는 아니더라도 의사라면 누구나 암에 대한 기본적인 상식을 갖추고 있다고 보면 된다.

뿐만 아니라 의사라면 동료 선후배를 따지다 보면 그 안에 암 전문의가 한 사람은 있게 마련이다. 그렇지 않더라도 그런 인적 네트워크를 통하여 누구보다도 빠르고 정확한 정보를 얻을 수 있다.

의사를 선택할 때 그 의사가 공부하는 의사인지 살펴보면 더욱 좋다. 현대의학은 하루가 다르게 발전하고 있다. 몇 년 전에는 최고의 치료법으로 각광받던 것도 하루아침에 새 치료법에 밀리기 쉽다. 실력 있는 의사는 기존의 치료법을 응용하면서 부작용을 최소화할 수 있는 방법은 무엇인지, 또한 새로운 치료 동향은 어떤 것인지, 끊임없이 공부하고 연구하는 의사다.

암 분야를 연구하는 의사가 공부하는 의사인지 아닌지는 학회지에 논문을 얼마나 발표하고 있는가를 보고 알 수 있다. 물론 논문 발표만으로 그 의사의 실력과 연구 정도를 모두 판가름할 수는 없을 것이다.

논문을 발표하지 않아도 개인적으로 꾸준히 공부를 하면서 진료 경험을 쌓아가고, 최신 의료 동향을 파악하는 데 게을리하지 않는 의사들도 많다. 사실 논문 발표에 관한 것으로 좋은 의사를 선택한다는 것은 일반인들에게는 그렇게 쉬운 일이 아니다. 어찌 되었건 의사가 최신 진단 및 치료법들에 관하여 끊임없이 연구하고 공부한다면 입소문을 통하여 널리 알려지게 되어 있다. 그런 의사는 환자의 치료에 성심성의껏 임할 것이다.

의사가 진단하고 치료하는 과정에서 동료 의사의 의견을 듣고 자신과 다른 진단·치료 방법도 수용할 줄 알 때 좋은 의사라고 본다. 담당 의사가 일말의 다른 가능성을 무시한 채 자신의 방법만을 고집하며 환자를 놓지 않으려 한다면 많은 문제가 발생할 수 있다. 특히 다른 치료 방법을 선택해야 할 때 여러 가지 조건이 제대로 갖춰지지 않아 그만큼 치료에 어려움을 겪는 경우를 종종 볼 수 있다.

 자신이 선택한 의사가 열린 귀를 가진 의사인지 아닌지를 판단하는 것은 쉽지 않은 일이다. 따라서 아는 의사나 주변인의 조언을 구하는 것이 좋다. 나는 치료 도중에 처음 암을 발견해 병원과 의사를 소개해 준 이용국 원장님을 종종 찾아가 치료 과정 등을 설명하고 현재 치료가 제대로 진행되고 있는지를 확인하곤 하였다.

 내가 입원한 병원에서 본 일인데 '호랑이 의사 선생님'이 한 분 계셨다. 그분은 아침 회진할 때 인턴이나 레지던트들에게 큰 소리로 야단을 치고 심지어는 '조인트를 까는 일'도 서슴지 않는, 의사들에게는 아주 엄하고 무섭기까지 한 뷰으로 기억하고 있다. 그분은 성격이 괄괄해서 자기보다 나이가 많은 환자에게도 반말로 언성을 높이고 면박을 주기 일쑤였다.

 하지만 그분의 실력은 최고였다. 그래서 환자들이 처음에는 그분과 소원했다가도 다시 가까워진 뒤 퇴원하곤 했다.

 의료 서비스 개선이 의료계의 화두라고 한다. 특히 의사나 간호사의 친절이 병원을 살리고 죽인다고까지 하고 있다. 환자에게는 친절한 진료를 받을 권리도 있다. 하지만 환자의 편의도 중요하지만 의사 선택에 있어서 가장 중요한 것은 무엇보다도 의사가 실력이 있느냐 없느냐 하는 것이다. 왜냐하면, 실력 있는 의사를 고르고자 하는 것은 내게 찾아온 암을 가장 빠르고 안전하게 치유하기 위해서이다. 그 목적을 이루기 위해서는 의사가 실력을 갖추고 있어야 한다. 아무리 병원의 편의 시설이 좋고 의사나 간호사가 친절하다 해도 그것만으로는 환자의 목숨을 구하지 못한다.

　병원을 선택할 때도 무조건 서울의 대학병원이나 대형 병원만을 찾을 필요는 없다고 생각한다. 물론 암이 3기를 넘어서 복잡한 치료가 필요하다든가, 암 특성상 최첨단 의료장비가 갖춰져 있는 큰 병원에서 치료를 받아야 하는 경우는 있다. 그러나 중소 병원에서 치료를 받아도 완치가 가능한 경우도 많다. 특히 초기암인 경우에는 더욱 그렇다. 간단한 수술로 끝낼 수 있는 치료를 굳이 서울의 대형 병원을 찾아 몇 달씩 기다려 진단을 받고, 사람 많은 곳에서 스트레스를 받아가며 치료할 이유가 없지 않은가. 만약 중소 병원에서 치료가 어렵다면 나처럼 그들이 알아서 큰 병원을 추천해 줄 것이다.

　의사를 선택하는 데 있어 중요한 것은 내 병에 적극적인 자세로 최선을 다해 치료해 주는가이다. 또한 환자에게 희망을 주는 의사를 만나야 한다. 의사의 말 한마디가 생명을 살리기도 하고 죽이기도 한다. 환자에게 암과 싸울 의지를 심어 주는 의사가 필요하다. "길어야 3개월입니다"라고 말하는 의사보다는 "말기암 환자도 치료만 잘하면 건강을 되찾을 수 있으니 우리 함께 최선을 다합시다"라고 말하는 의사를 만나야 한다. 환자가 스스로 의사를 선택한 뒤에는 확신을 가지고 병원의 치료에 임해야 한다. 그것은 환자의 당연한 권리인 동시에 의무이기도 하다.

사소한 일이라도 의사와
상의하라_

●좋은 의사를 만났다고 해서 암과의 싸움이 그리 녹록한 것만은 아니다. 그래서 암과의 싸움은 마음을 굳게 먹고 반드시 이겨내고야 말겠다는 각오가 없이는 매우 감당하기 어려운 것이다. 다시 말해 전신전력을 다해 싸우지 않으면 이길 방도가 없다. 암과의 싸움을 환자에게 유리하게 이끌어 가는 방법은 암에 대해 많은 지식을 갖고 있는 의사를 내편으로 만들어야 한다.

물론 의사는 환자의 병을 치료해 주는 전문가이다. 그래도 암을 퇴치하기 위해서는 그것만으로는 부족하다. 환자와 의사가 긴밀한 관계를 맺고 암을 퇴치할 작전을 함께 세우고, 적극적으로 맞설 때 암을 확실하게 물리치게 된다.

이를 위해서는 무엇보다도 환자의 적극적인 자세가 필요하다. 의사는 많은 환자를 돌보아야 하기 때문에 환자 개개인에게 일일이 주의를 기울이는 것이 힘든 게 현실이다. 그래도 의사에게도 관심이 더 가는 환자는 있게 마련이다. 암 환자는 자신을 그런 환자로 만들어야 한다.

이때 환자와 의사 사이에서 가장 많이 일어나는 일은 바로 질문과 답변이다. 환자는 자신의 상태와 병의 진행 정도를 정확히 알아야 한다. 그러기 위해서는 담당의사에게 자주 질문을 던져야 한다. 질문을 하되 용기를 보여 주어야 한다.

"왜 이렇게 아픈 거죠? 과연 나을 수 있는 것인가요?" 이런 식으로 질문을 하면 의사의 대답은 한결같을 수밖에 없다.

"조금 참으시면 됩니다. 생살을 도려냈는데 그 정도는 아픈 것이 당연하죠", "지금 좋아지고 있습니다", "물론 나을 수 있지요" 하는 식의 답변만 돌아온다.

의사에게서 도움이 될 만한 답을 얻어내려면 알고 싶은 내용을 간단명료하게 물어 봐야 한다. 그리고 의사에게 용기 있는 모습을 보여 줄 필요가 있다. 그러면 의사의 태도도 달라질 것이다. 건성건성 하는 대답 대신에 아주 격려해 주는 말을 해줄 것이다.

나는 의사가 회진을 했을 때 "어디 불편한 곳은 없나요?" 또는 "수술 부위가 많이 아프진 않습니까?"라고 물어오면 이렇게 자신감을 보이는 대답을 하곤 했다.

"아프긴 조금 아프지만 괜찮습니다. 암처럼 무서운 병과 싸우는데 이 정도 아픈 것은 감수해야지요. 그래도 선생님이 치료해 주시니 암을 이겨낼 것이란 확신이 들어 힘이 납니다."

나의 주치의는 이 말에 빙그레 웃으면서 나에게 어디 불편한 것은 없느냐, 이상이 있으면 바로 연락하라는 등 더 높은 관심을 보여 주곤 하였다. 이 때문에 나는 담당의사와 더욱 관계가 돈독해졌던 것 같다. 주치의가 깊은 관심을 보이니까 그 밑의 의사분들도 더 친절히 대해 주었다.

나는 다음 번 회진할 때는 이런 질문을 해 보아야겠다고 미리 준비하기도 했다. 그런데 질문을 하기 위해서는 암에 대해 뭔가 조금은 알고 있어야 했다. 그래서 〈암 백과(百科)〉라는 책을 집에서 가져오도록 해서 탐독했다. 그리고 암과의 싸움을 하면서 자신의 경험담을 소개한 의사들의 암투병기도 몇 권 읽었다. 그뿐만이 아니다. 영양사들이 쓴 암환자의 식단에 관한 책도 구해서 봤다. 그 많은 책을 입원 기간 동안에 모두 탐독하고 나니 암에 대한 궁금증이 많이 풀렸다.

암에 대하여 어느 정도 제대로 알게 되니 의사와의 대화도 쉽고 자세히 할 수 있었다. 그리고 수술을 마치고 이후의 항암치료 과정에서도 진행 과정을 미리 파악할 수 있었다. 예측될 수 있는 모든 상황을 미리 알게 되니 당황하지 않고 상황에 맞게 처신할 수가 있었다. 그만큼 두려움도 줄어들고 치료에 따른 부작용도 효과적으로 대응할 수 있게 되었다.

나는 사소한 일이라도 의사와 상담한 뒤 실행에 옮겼다. 퇴원 후에 어떤 음식을 먹을지, 어떤 음식을 먹지 말아야 할지, 운동은 어떤 운동을 어느 정도 할지 등 하나에서 열까지 의사와 상담해 결정했다. 그때마다 의사는 일일이 메모하여 주면서 친절하게 알려 주었다.

퇴원 후에도 뱃속이 조금 이상하다든가, 심지어는 가스가 자주 나온다든가, 창자가 땅긴다든가 할 때도 찾아가거나 전화를 걸어 의료진에게 물어 봤다. 무슨 문제든지 환자 스스로 심각하게 고민할 필요가 없다. 우매한 환자는 의료진에게 한 번만 물어 보면 될 것을 가지고 속을 끓이다가 혼자서 결론을 지어 버리는 잘못을 저지르는 것이다.

때로는 암 환자는 잘못된 정보를 접하기도 한다. 견디기 힘든 고통을 금방 낫게 해 주고 비용도 아주 저렴하다는 말에 그만 속아서 낭패를 보는 경우도 자주 보았다. 심신이 지친 환자로서는 그들의 유혹에 귀가 솔깃해질 수 있다. 그래서 의학적으로 전혀 검증이 안 된 항암 식품이나 기도원 치료 등의 유혹을 단호히 뿌리치지 못한다. 이런 경우 의사와 상의하지 않고 독단으로 판단하여 유혹에 넘어가면 생명을 잃는다. 앞서 소개한 나의 교우가 그런 경우다.

암 치료의 전문가는 어디까지나 의사뿐이다. 그러므로 언제나 모든 문제를 의사와 상의해서 결정해야 한다. 특히 의사는 단순히 수술 요법이나 화학 요법, 방사선 요법만 기계적으로 시행하는 사람이 아니다. 암 환자의 치료는 병원에서의 치료 외에도 생활 전반에 걸쳐 이루어진다. 환자의 의식주 생활에 관한 책임도 결국 의사의 몫인 것이다.

환자의 권리는 제대로
주장하라_

●환자는 자신이 걸린 병과 그 치료 과정 등에 관하여 알 권리가 있다. 아무리 의사가 그 분야의 전문가라고 해도 결국 치료의 대상은 환자이며, 치료를 어떻게 하느냐에 따라 환자가 받는 영향도 달라질 수 있다.

내가 입원한 지 열흘쯤 지나서 간암 환자가 입원했다. 그 환자는 환자의 권리를 어느 정도 알고 있는 것 같았다. 그는 진단에서부터 수술 방법, 치료 방법에 이르기까지 의사와 상의하여 하나하나 결정해 나갔다. 결코 서두르는 법이 없었다. 내가 보기에 너무하다 싶을 정도로 의사에게 꼬치꼬치 질문하고 들은 대답을 가지고 몇 시간이고 가족들과 상의하며 결정하곤 했다.

사실 우리나라 환자들은(나 역시 그랬지만) 단지 환자라는 이유 하나만으로 의사에게 주눅이 들어서인지 내가 환자로서 어떤 권리를 가졌는지 생각해 본 일이 없다. 워낙 경황이 없어서도 그랬고 암에 대한 사전 지식이 부족해서도 그랬겠지만, 진단서를 보고 싶어도 의사의 비위를 건드릴까 봐 처음엔 말 한마디 못했다. 나중에 의료법을 보니 환자가 요구하면 진단서를 보여 줘야 하는 것이 의사의 의무였다. 하지만 그 당시엔 그런 법 조항이 있는지조차 몰랐다. 그러니 환자로서의 권리 주장을 할 수 없었던 것이다.

 환자가 자신의 권리를 찾아야 하는 까닭은 바로 환자 자신이 병의 주체자이면서 치료의 주체이기 때문이라고 생각한다. 조력자로서의 가족과 마찬가지로 의사 역시 환자의 조력자에 불과하다. 그렇다고 앞서 말했듯이 환자가 의사와 멀리 하란 얘기가 아니다. 아무리 사소한 일이라도 의사와 상의해야 하지만, 의사는 어디까지나 조력자이지 치료의 주체는 아닌 것이다. 암을 완치하기 위해서는 환자 자신이 치료의 주체라는 것을 잊어서는 안 된다. 그래야 치료에 적극적으로 임할 수 있다.

 암 환자가 완치로 가는 길은 멀고도 험하다. 그 과정에서 여러 가지 변수가 나타나는 것도 그 때문이다. 따라서 환자는 암을 반드시 이겨내겠다는 굳은 마음가짐이 필요하다. 환자의 적극적인 마음가짐 역시 환자의 권리인 동시에 의무라고 나는 생각한다.

 나는 치료 기간 내내 담당의사의 치료 방법에 대해 단 한 번도 이의를 제기하지 않았다. 의사를 인정하고 신뢰했기 때문이다. 왜냐하면, 의사는 나의 암 치료에 있어서 최고의 조력자였던 것이다. 그에게 힘을 보태어 주지는 못할망정 발목을 부여잡아 가능한 치료마저 못하게 하는 우를 범하지 않기 위해서였다. 그러는 가운데 나에게는 암에 관한 무수한 정보들이 들어왔다. 암에 대하여 책을 통해 하나하나 알아 가고 있는 데도 주변에서 들려오는 암 정보에 대하여 귀가 솔깃하지 않을 수 없었다.

사실 암이 일단 발병하면 암에 관한 사소한 정보도 환자에겐 커다란 영향력을 행사한다. 암에 걸리면 백발백중 죽는다, 암 환자가 말기 환자라면 칼을 대는 순간 온 몸에 전이가 되어 빨리 죽는다, 항암치료를 하다가 죽는 경우가 많다는 등 별의별 이야기들이 환자를 주눅들게 만든다. 왜 이런 얼토당토않은 말들이 퍼지고 있는 것일까?

내가 경험해 보니 이는 암이 단기간 안에 치료되는 병이 아니기 때문에 비롯된 이야기인 것 같다. 암은 보통 수술과 함께 항암치료를 받고 식이요법을 철저히 한다면 짧으면 5년, 길게는 20년을 재발 없이 지낸 후에야 비로소 완치 판정을 받는다고 한다. 대부분의 경우 1년 내에 재발되지만, 재발 없이 5년이 경과하면 암 치료가 제대로 이루어졌다고 할 수 있다. 나의 경우도 2010년 7월 1일이 꼭 5년이 경과했으니 완치된 것이나 다름없다고 했다.

나처럼 암을 이겨낸 사람들의 소식은 단기간에 죽은 사람들의 소식에 묻혀 알아주지를 않는 것 같다. 암에 걸리자마자 사망하는 사람들의 소식은 많은 사람들에게 오래도록 기억되지만, 암을 완치한 사람의 이야기는 가족들만이 아는 이야기에 지나지 않기 때문일 것이다.

실제로 필자가 다니는 교회 교우들의 경우도 보면, 암으로 사망한 분들의 경우는 오래도록 이야깃거리가 되고 있지만, 몇 분의 완치된 교우에 대해서는 언제 그가 암에 걸렸었다는 듯이 전혀 입에 오르내리지 않고 있다.

암에 걸려 죽었다는 얘기는 나를 우울하게 만들고 암과 싸우는 나의 힘을 빼고 있었다.

그래서 나는 그런 소문에 귀를 기울이지 않으려고 노력했다. 그리고 항암주사를 끝내고 나서 암과 싸워서 이긴 이야기를 찾아 듣고, 그들의 입을 통하여 투병 과정과 완치된 소감을 들으러 다녔다.

암 환자라 해도 각 환자는 저마다 특징을 가지고 있어서 같은 암에 걸렸다 할지라도 살 수 있는 희망은 있는 것이다. 그리고 그 희망을 버리지 않아야 그 희망을 현실로 이룰 수 있다.

의사가 환자에게 통계 자료만 가지고 최악의 경우를 이야기한다면 그것만큼 잘못된 것은 없다.

그럴 경우 환자는 의사의 그런 말을 듣지 말고, 오히려 그런 말을 하는 것이 커다란 잘못이라고 일러 주어야 한다. 그것이 환자의 권리이다. 환자의 정도가 단 1%의 생존율에 속한다 해도 그런 사실을 통보하는 것은 그 환자에게서 삶의 희망을 빼앗아 가는 잘못된 행동이다.

나는 되도록이면 긍정적인 사실과 정보에만 귀를 기울였다. 책을 읽어도 암을 이겨낸 이야기를 읽고, 방송 프로그램도 암과 싸워 이겨낸 현장 소식들을 열심히 들었다. 교회의 교우들을 통해 암을 극복한 사람들의 이야기를 전해 들으면 그분을 찾아가 그간의 투병 얘기를 듣곤 했다. 이것은 나의 투병생활에 무척 큰 힘이 되었다. 나는 또 이같은 이야기들을 현재 암을 앓고 있는 친지들에게 말해 주고 용기를 잃지 말고 의사의 지시에 따라 치료를 받을 것을 권하고 있다.

처음엔 나 역시도 암 치료 과정을 다시는 입 밖에 내고 싶지 않았다. 그만큼 고통이 컸기 때문이다. 다른 암을 이겨낸 분들도 나와 같았다. 내가 암을 극복한 사람들을 찾아 그 과정에 대해 이야기를 해주도록 청하면, 그들은 "뭐 다 지난 얘기인데…"라면서 말을 잘 꺼내려 하지 않았다. 아마 그분들도 잊혀지지 않는 아픈 기억이기 때문일 것이라고 생각된다. 그래도 나의 경우를 이야기해주면 그 분들도 자신의 경험을 조금씩 털어놓곤 했다. 그런데 그분들의 공통적인 답변은 자신이 의사를 선택했고, 치료 방법도 결정했기 때문에 의사와 치료 방법을 믿었던 것이 암을 이겨낼 수 있었던 것 같다고 했다. 그리고 끝까지 암을 이겨낼 것이라는 희망을 버리지 않았다고 말했다.

나는 암 환자 분들에게 절대로 희망을 버리지 말라고 권하고 싶다. 그것이 환자의 권리라는 것을 잊지 말기 바란다.

생활 습관부터 바꿔 나가라_

🌸 내가 입원 치료를 받는 동안 병문안 온 친지들은 나에게 많은 질문을 해왔다.

"처음 증세가 어땠어요?" "수술 경과는 어떠한가요?" "어떻게 하면 암에 안 걸릴까요?" 나는 수술하기 전에 나한테 나타났던 징조들과 수술 경과에 대해서는 나 스스로 체험했거나 의사를 통해 들었기 때문에 거침없이 대답해 줄 수 있었다.

하지만 "어떻게 하면 암에 걸리지 않느냐"는 질문과 "어떻게 하면 암을 이길 수 있느냐"는 물음에는 퇴원해서까지도 한동안은 이렇다 할 답변을 해주지 못했다. 그도 그럴 것이 아직은 의학적으로 암을 일으키는 세포에 대한 완벽한 유전자 해명이 이루어지지 않았을 뿐더러 발병 경위도 확실히 밝혀져 있지 않기 때문이다.

퇴원 후 암에 대한 공부를 계속하면서 그리고 나의 실제적인 경험을 통해서 몇 가지 기준을 두고 그동안 답변하지 못했던 것을 말할 수 있는 정도가 되었다. 그렇다고 의학적으로 답하는 것은 아니고, 나와 내

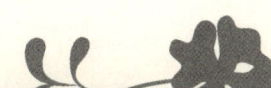

가 만나 보았던 완쾌된 분들의 경험담을 들려 주는 것이었다.

특히 암에 걸렸을 때의 치료 방법을 알려 주기보다는 암을 예방하는 것에 중점을 두어서 설명해 주곤 했다. 왜냐하면, 암을 예방할 줄만 알면 발병 후의 고통을 면할 수 있기 때문이다.

암의 예방은 다른 질병도 마찬가지이나 필수적이라고 말할 수 있다. 암을 유발하는 원인도 100%는 아니지만 속속들이 밝혀지고 있다. 만약 현재까지 알려진 발암 요인만이라도 피한다면 암에 걸릴 확률은 절반 이상으로 줄어들 것이다.

나는 앞서 암은 우리 몸의 면역체가 약해져서 돌연변이 세포를 스스로 제거하지 못하거나, 발암 물질로 인해 돌연변이 세포가 암세포로 변해 나타나는 질병이라고 말했다. 따라서 암을 예방하려면, 첫째는 적당한 운동을 통하여 노화를 방지함으로써 면역체계를 젊게 유지해야 하며, 둘째는 담배를 피우는 등으로 몸 안에 암 요인을 축적하지 말아야 한다.

지금까지의 연구 결과에 따르면, 놀랍게도 노화와 면역세포의 약화를 가져오거나 체내의 발암 물질 축적 등 대부분의 발암 요인이 우리의 생활 습관과 밀접한 관계를 맺고 있다는 것이다. 결국 잘못된 식생활 습관이라든가 운동 습관, 수면 습관 등이 암을 발병하게 한다는 것이다.

규칙적인 생활을 하고 충분한 수면을 취하고, 운동을 꾸준히 하고 균형 잡힌 식생활을 한다면 노화를 방지하고, 신체의 면역력을 높여 준다는 것은 상식에 속한다. 또한 금연 등을 통해 발암 물질이 체내에 흡수

되어 축적되는 일을 막는다면 암을 예방할 수 있다는 것도 널리 알려진 이야기이다. 우리는 우리들이 이미 알고 있는 것처럼 잘못된 생활 습관을 바로 잡음으로써 암의 발병을 막을 수 있다면 이를 실천하여 암을 예방해야 할 것이다.

그렇다면 어떤 방법으로 생활 습관을 바꿔 나가야 할 것인가?

우선 모든 질병의 근원이라 할 수 있는 스트레스를 해소할 수 있는 생활 습관이 필요하다. 정신적 스트레스는 수면을 방해하며 육체의 피로를 가중시키고, 그 결과 면역체계를 약화시킨다. 면역체계의 약화는 암세포 발병 확률을 높이는 가장 큰 요인인 것으로 알려지고 있다. 따라서 적당한 운동이나 취미생활로 정신적 스트레스를 해소하는 생활 습관을 갖도록 해야 할 것이다.

나는 매일 아침 6시부터 7시까지 한 시간 동안 동네 공원에서 걷기 운동을 하고 있다. 걷기 운동은 폭염 기간이나 혹한 때는 집 안에서 하지만, 그 외에는 반드시 야외에서 하루도 빠짐없이 시행해 오고 있다. 뿐만 아니라 취미생활로 붓글씨를 배우고 시를 짓는 일을 계속하고 있다. 또 아내와 함께 한 달이면 두어 차례 영화를 관람하거나 미술관이나 박물관을 찾아 관람하는 습관을 갖고 있다.

특히 나는 신앙생활을 꾸준히 하고 있다. 암 환자들에게 가장 권하고 싶은 것이 건전한 신앙생활이다. 신앙생활을 하다 보면 잡념이 없어지고 담대해지면서 매일 승리하는 생활을 할 수 있다. 또한 교우들과의 친교생활을 통해 즐거움을 얻을 수 있고, 암에 대한 좋은 정보도 교환

할 수 있다.

다음으로 권하고 싶은 생활 습관은 금연과 금주 습관이다. 조사에 따르면, 폐암은 물론이고 모든 암은 적어도 3분의 1이 흡연과 관련이 있다고 한다. 담배에 들어 있는 화학 물질 중 무려 40% 이상이 직접적으로 세포의 돌연변이를 유발할 뿐만 아니라, 신체의 노화도 촉진시켜 면역세포의 체계도 약화시킨다고 한다. KBS 1TV에서 방영하고 있는 '생로병사' 프로그램에서도 암의 발병은 흡연이 주적이라고 방송한 일이 있다. 그러니 흡연 습관은 지금 당장 완전히 버려야 한다. 담배는 한 개비를 피워도 몸에 해롭다. 흡연 시간이 길면 그만큼 유해도가 높아 간다. 요즘은 직접흡연도 문제지만 간접흡연도 심각한 신체적 피해를 주고 있는 것으로 지적되고 있다.

흡연가들은 스트레스를 해소하기 위하여 담배를 피운다고 하지만, 연구 결과는 흡연이 오히려 스트레스를 유발하는 것으로 밝히고 있다.

공초 오상순 선생처럼 담배를 평생 피웠어도 암에 걸리지 않는 사람도 있다면서 흡연의 피해를 인정하지 않는 사람도 있다.

물론 그런 사람도 있다. 필자의 사형이 2010년에 87세인데 지금껏 담배를 피우고 계시지만 암에 걸리지 않았다. 하지만 이런 경우는 상한 음식을 먹었다고 모두 식중독에 걸리는 것은 아닌 것과 같다고 할 수 있다. 하지만 폐암의 70%, 다른 암의 발병 원인 중 3분의 1이 흡연에 의한다는 통계를 본다면 흡연은 반드시 중지해야 할 것이다.

음주 습관도 바꿔야 한다. 한두 잔의 술은 약주가 될 수 있지만, 대낮부터 폭탄주를 마신다면 이미 그것으로 암의 발병 원인이 되는 것으로 밝혀진 바 있다. 과도한 음주는 간의 알코올 해독 능력에 부담을 주어 간암을 일으키는 주요 원인으로 알려진 지 오래다.

　맵고 짠 음식도 멀리 할 필요가 충분히 있다. 의학계에 보고된 바로는 맵고 짠 음식은 위암의 발병 원인이 되고 있으며 기름기 많은 육식은 대장암의 주요 원인이 된다고 한다. 또한 영양 과잉으로 인한 비만은 유방암과 전립선암, 자궁암의 발병률을 높인다. 이처럼 식생활은 인체에 직접적으로 영향을 미치는 만큼 가장 중요한 생활 습관인 것이다.

　불건전한 성생활 역시 발암 요인이 되고 있다. 특히 자궁경부암의 경우 원인이 되는 인유두종 바이러스(HPV)는 성관계와 밀접한 관련이 있다고 한다. 이 바이러스는 여성의 자궁경부암 뿐만 아니라 남성의 음경암을 일으키기도 한다. 암에 걸리지 않으려면 올바른 생활 습관을 가져야 한다. 그것이 여러 가지 건강 식품이나 약을 복용하는 것보다 낫다.

예방이 최선이다_

●암은 조기에 발견만 하면 얼마든지 치유가 가능하다. 특히 우리나라 사람에게서 가장 많이 발병하는 위암의 경우 조기에만 발견하면 95%의 생존율을 보인다고 한다. 다시 말해 암 치료의 성공 여부는 얼마나 빨리 발견해 치료하느냐에 달려 있다 해도 과언이 아니라는 것이다. 그러나 현실적으로 볼 때 암을 조기에 검진해서 발견하기란 그리 쉬운 일이 아니다.

정기적으로 검진을 받아도 문제는 남는다. 6개월이나 1년에 한 번 정기 검진을 받는다고 해서 암의 위험으로부터 100% 벗어날 수 있는 것이 아니라는 것이다. 사람들이 정기적으로 암 검사를 받고도 발견이 안 되어 말기가 되어서야 암 판정을 받는 경우도 있기 때문이다.

어디 그뿐인가. 평소 몸에 별다른 이상이 없다고 생각하는 사람들이 암 정밀검사를 6개월이나 1년에 한 번씩 받는다는 것은 말처럼 용이한 일은 아니다.

나는 대장암 진단을 받고 수술을 한 뒤 곧바로 아내부터 위 내시경과 대장 내시경을 받도록 했다. 이어서 사위와 딸도 검사를 받게 하고, 미국에 연락해서 아들과 며느리도 그곳에서 내시경 검사를 하도록 조치했다. 다행히 우리 식구들한테서는 위도 깨끗하고 대장에서 용정도 발견되지 않았다.

뒤에 들은 얘기지만, 병문안을 왔던 교우들 중 약 50여 명이 스스로 병원을 찾아 대장 내시경 검사를 했고, 그 중 20여 명은 용정이 발견되어 제거했다고 했다. 이들 역시 암이 발견되지 않아 얼마나 다행인지 모르겠다.

암은 초기 자각 증상이 없는 경우가 대부분이다. 어느 날 갑자기 몸에 이상을 느껴 병원을 찾았을 때는 이미 암이 상당히 진행된 경우가 많다. 더구나 아무리 실력이 있는 의사라고 해도 종양의 크기가 10mm는 되어야 판독이 가능하다고 한다. 다행히 이 시점에서 발견되었다고 해도 사실상 조기 발견이라고 말하기가 어렵다는 것이다. 왜냐하면, 종양이 10mm가 되었다는 것은 1개의 암세포가 30번 분열하여 10억 개 정도로 증가한 상태이기 때문이다. 한 연구보고서에 따르면, 이 크기의 암이라도 현미경적으로는 70% 이상 전이된 상태라고 한다.

나의 경우 종양의 크기가 2cm 정도로 결장 부분의 대장의 한쪽 벽을 뚫고 나온 상태였다. 그런데도 다른 장기로 암이 전이되지는 않았다고 했다. 이런 경우는 행운 중의 행운이라고 한다. 그래서 대장 가운데 종양에서 양쪽으로 5cm씩 모두 10cm 정도를 잘라내고 봉합하는 수술이 진행되었다. 그리고 전이를 의심하여 항암주사를 맞게 했다는 것이다.

조기 발견도 쉽지 않다면 어떻게 해야 하는가? 그냥 속수무책으로 암이 찾아오지는 않을지 걱정하면서 살아야 하는 것인가? 그래서 이 점에 대하여 지금도 많은 의사들이 연구를 하고 있다.

조기 발견도 어렵고 치료도 쉽지 않다면 어떻게 할 것인가 하는 문제에 대해 대답은 간단할 수도 있다. 즉, 미리미리 예방하면 된다는 답변이 그것이다. 하지만 안타깝게도 아직까지 확실한 암 예방법이란 없다. 앞서 말했듯이 다만 건전한 생활 습관이 최선이라는 결론이다. 물론 이것만으로 암을 100% 예방한다고 단언할 수는 없다. 그래도 지킬 것은 지켜 나가는 것이 상책이므로 몇 가지 일러 두고자 한다.

나는 먼저 소위 일반적으로 말하는 항암 식품을 멀리 했다. 많은 사람들이 뱀탕이 좋다느니, 꿀벌이 좋아하는 송화 가루가 좋다느니 해도 일절 근처도 가지 않았다. 어떤 이는 또 마늘즙을 장복하라고도 하고 개고기를 먹으라고도 했다. 하지만 나는 모두 거절했다. 그리고 병원에서 알려 주는 식단으로만 생활했다.

암 예방에 있어서 가장 기본이 되는 것은 무엇보다도 자연의 순리를 따라 생활하는 것이라고 생각한다. 음식물 하나를 먹더라도 질 좋은 음식물을 자연의 원리에 따라 조심스럽게 먹는 것이 중요하기 때문이다. 나는 질 좋은 음식은 자연상태에 가장 가까운 것이라고 정의한다. 채소도 유기농법으로 재배한 농작물이 질 좋은 음식물이고, 과일도 화학비료나 농약을 쓰지 않고 재배한 것이 좋은 과일이다. 특히 가공식품은 멀리 했다. 물도 보리차를 끓여 마시고 무언가 첨가물이 들어 있는 음료수는 절대로 마시지 않았다. 아내는 식탁 위 반찬들을 자연에 가깝고 신선한 것들만 올려 놓았다. 5년 내내 한 번도 거르지 않고 하루 세끼를 그렇게 했다.

문제는 사회 활동을 할 때였다. 그래서 나는 모든 모임에 참석하지 않았다. 친구들의 성화가 불같았지만 욕을 먹는 한이 있어도 건강상 참석치 못한다며 양해를 구했다. 그래서 친구들은 나의 건강 상태가 호전되지 않고 악화되고 있는 것으로 오해하고 있다. 학교에 수업이 있어 점심을 밖에서 해결해야 될 경우에는 도시락을 싸가지고 가서 연구실에서 혼자 먹었다. 도시락의 밥이나 반찬도 집에서와 거의 동일했다. 물도 집에서 끓인 보리차를 마호병에 담아 가지고 다녔다. 암이 완치되었다는 판정이 나더라도 나의 식생활 습관은 변함이 없을 것이다.

그렇다고 해서 고기를 아주 안 먹는다든가 채식만 고집하는 것은 아니다. 짜고 매운 음식은 되도록 피하고 싱겁게 먹도록 노력하지만, 반찬의 간을 아주 맞추지 않는 것도 아니다. 고기를 먹을 때는 야채나 채소를 같이 먹는다.

1999년에 미국의 의학 단체의 협의에 의해 '미국인 통합 식사지침'이라는 것이 발표된 바 있었다. 각 협회마다 가지고 있는 식사지침이 달라 환자나 일반인들에게 혼란을 줄 여지가 있다고 해서, 미국 국립보건원에서 2년여에 걸쳐 통일된 식사지침을 새로 마련한 것이라고 한다.

그런데 이 식사지침의 제1조는 '균형 있는 식사' 였다. 음식은 이것저 것 가리지 말고 골고루 먹으라는 것이 제1원칙이었던 것이다. 그리고 그 아래 항목에는 소금을 많이 먹지 마라, 야채를 많이 먹어라, 지방을 적게 섭취하라는 등 특정 음식들에 대한 가이드가 제시되어 있었다. 그러나 이 모든 것에 가장 선행되는 기본 원칙이 바로 '균형 있는 식사' 라는 것이다. 암 환자의 식사도 기본은 영양의 균형이 이루어지는 것이어야 한다. 암을 예방한다고 채식만 고집하는 것은 큰 잘못을 저지르는 것이다.

앞서도 바꿔야 할 생활 습관 가운데 금연과 금주를 제시한 바 있지만, 암을 예방하려면 담배를 끊고 술도 과음은 피하도록 해야 한다. 담배에는 3,000여 종의 화학물질이 첨가되어 있는데, 그 중 수십 종이 의학적으로 암을 유발시킬 가능성이 있는 성분들이라고 한다.

물론 담배를 전혀 입에도 대지 않는 사람이 폐암에 걸리는 경우도 없는 것은 아니다. 하지만 하루 1갑 정도 담배를 피운 사람이 담배를 피우지 않는 사람보다 폐암에 걸릴 확률이 4배나 높다는 연구 보고도 있다는 것을 알자. 술 역시 발암 물질의 작용을 여러 면에서 도와주고 있다. 술은 과음이 문제다. 한두 잔 기분 좋게 마시는 것은 오히려 정신건강 면에서 나쁘지 않다.

고지방, 고칼로리 음식으로 인한 비만 역시 암을 쉽게 부르는 요인이 되고 있다. 비만은 암뿐만 아니라 성인병인 당뇨나 심장병, 뇌졸중을 가져오게 하는 건강의 적이다.

> 암, 나는 이렇게 극복했다

3 신항암 식품 어떤 것이 있나

- 속초에서 우연히 만난 사람
- 청국장 예찬론
- 채소와 과일 그리고 버섯
- 현미잡곡밥을 짓자
- 최고의 항암 식품 홍삼과 양파
- 현대판 불로초 항산화제

속초에서 우연히 만난 사람_

●암 치료를 받은 뒤 2년쯤 지났을 때였다. 나는 치료 경과도 좋고 하여 여름방학을 이용하여 아내와 함께 강원도 속초로 여행을 떠났다. 여행 둘째 날 설악산을 구경하고 설악동에 있는 온천에 들렀다가 우연히 암을 앓은 적이 있다는 60대 후반의 한 분을 만났다.

그는 욕탕에서 나의 수술 자국을 보고서 말을 걸어 왔다.

"무슨 일로 수술을 받았습니까?"

"대장암으로 2년 전에 수술을 받았습니다."

그리고 그 분의 배를 보니 그분도 수술 자국이 남아 있었다.

"서울에서 오셨나요?"

"네, 그렇습니다. 여기 속초에 사시나 보지요?"

"아닙니다. 저도 서울 사람인데, 이곳에 와서 산 지는 6년이 됐습니다."

"무슨 수술을 받으셨나요?"

그는 6년 전 이맘때쯤 간암 말기로 판정받고 이곳으로 내려왔다가 지금은 거의 속초 사람이 다 되었다고 말했다.

그는 처음 간암 수술을 받았지만 손을 거의 대지 못하고 그냥 덮었다. 앞으로 살 날이 6개월 정도밖에 안 된다는 말을 들었다. 그는 마음의 결심을 했다고 한다. 일단 항암치료를 받고 곧바로 가산을 정리하여 물 좋고 공기 좋은 곳으로 가서 여생을 보내기로 했다. 속초에 전세 아파트를 얻고 약을 탈 때만 서울에 다녀오고 나머지는 이곳에서 생활하기 시작했다.

하루 일과는 조반을 든 후 설악산 입구까지 걸어서 다녀오고 오는 길에 설악 온천탕에서 목욕을 했다. 식사는 채식 위주로 했다.

그렇게 6개월간을 지내고 종합검진을 받았다. 검사 결과는 의외였다. 암의 크기가 반으로 줄어들고 있었다. '기적'이 일어나고 있었던 것이다. 6개월을 넘기기 힘들 것 같다던 그는 1년을 더 살면서 암이 계속 줄어들고 있었다. 그는 더 열심히 운동을 하고 항암제를 꾸준히 복용했다.

"나는 운이 좋은 편이었죠. 암이 간에서 폐로까지 전이됐었나 봐요. 그런데 이곳에 와서 맑은 공기와 물을 마시고 청정 채식 위주로 식사를 하면서 꾸준히 걷기 운동을 했더니 정말 기적 같은 일이 일어난 것이지요. 이젠 서울엔 가서 살라고 해도 안 갈 것입니다. 그렇게 나쁜 공기 속에서는 못 살 것 같아서요."

사실 의학이 발전하면서 상당수 질병에 대해 그 원인과 치료법이 속속 밝혀지고 있으나 아직도 완전히 캐내지 못한 부분이 많다. 뿐만 아니라 질병의 현상이나 대처 방법은 알고 있어도 그 현상의 근본 원인은 못 밝혀낸 부분이 남아 있기도 하다. 그 대표적인 질병이 암이 아닌가 한다.

암은 내 몸을 이루고 있던 세포가 어느 날 갑자기 돌연변이를 일으켜서 생기는데, 이 암이 언제 어떻게 활동할지는 예측이 어렵다. 어떤 때는 조용히 지내다가도 갑자기 나타나 뒤통수를 칠 때도 있다. 그래서 암의 활동은 예측할 수는 있어도 아무도 장담할 수가 없다고 한다.

속초에서 만난 그 사람도 암이 그렇게 무서운 병인지 몰랐고, 더구나 그렇게 마구 행패를 부리다가 갑자기 온순해지리라고는 꿈에도 생각하지 못했다고 했다. 그는 4년째 되던 해에 암세포가 완전히 자기 몸에서 사라졌다는 통고를 받았다고 했다. 그는 이런 현상에 대해 우선 병원에서 지시하는 대로 항암약을 꾸준히 복용하고 일찌감치 시골로 내려와 맑은 공기와 물 그리고 청정 채식을 위주로 먹고 마신 것이 큰 도움이 된 것 같다고 강조했다. 더욱이 그는 아침나절 몇 시간에 걸쳐 천천히 숲 속을 거닐고 나서 약간 땀이 배어 나올 때쯤 온천욕을 한 것도 건강 회복에 도움이 되었을 것이라고 덧붙였다.

"사실 저는 교인이 아니었어요. 그런데 얼마 못산다고 판정받았을 때 전도사 한 분이 찾아와서 저한테 하나님을 믿고 절대 포기하지 말고 병과 싸워 이기라고 하더군요. 그때 생각했어요. 인간의 생명은 인간을 창조한 분의 것이라고요. 사람이 다급하면 무슨 끈이라도 잡으려고 하잖아요. 저는 주님이 던져 주신 끈을 붙잡았지요. 신앙의 가르침이 컸던 것 같아요. 지금도 한 달에 한 번 정도 서울에 가면 그 전도사님을 꼭 만납니다. 병은 하나님이 직접 치료도 해주시지만, 의사를 통해서도 하니 의사를 믿고 치료를 계속해야 한다고 그분은 늘 제게 말했어요."

 그 역시 수술 후 음식을 먹지 못해 체력이 급격하게 떨어졌었다. 그렇다고 먹는 것을 포기할 수 없었다. 환자 자신이 먹도록 노력했다. 아무것도 먹고 싶지 않을 때는 내 몸에 들어온 약이 암을 물리치고 있다는 신호로 받아들였다. 그래도 임산부가 입덧을 하듯 구토 증세는 여전했다. 나중엔 음식 냄새만 맡아도 헛구역질을 하게 됐다. 그래서 구토 억제제 같은 약까지 복용해야 했다. 그러나 서울에서 속초로 옮기고 나서 한 달쯤 지나면서 항암제를 복용해도 구토 증세가 줄어들었다고 한다. 그는 그 이유를 맑은 공기를 마셨기 때문이라고 생각하고 있다.

 수술 후 서울에서 잠시 있던 사이엔 스트레스도 많이 받았다고 한다. 괜히 짜증이 나고 화도 나더라는 것이다. 식구들이 자기의 눈치를 보고 슬퍼하는 얼굴만 봐도 짜증이 났다고 했다. 하지만 아내의 얼굴만 보면 짜증을 내다가도 참느라고 애를 썼다. 말하자면 스트레스를 억지로 참으려고 한 것이다. 그러다 시골로 내려와서는 우선은 탁 트인 시야와 푸른 산과 바다를 보고는 스트레스가 확 풀리는 느낌이 들더라고 말했다.

 흔히 스트레스란 우리가 적응해야 할 외부의 자극이나 변화라고 말하고 있다. 건강할 때는 웬만한 자극이나 변화로 스트레스를 받지 않지만, 몸이 쇠약해질 대로 쇠약해졌을 때는 조금만 자극을 받아도 스트레스가 되는 것이다. 이런 스트레스는 일반적으로 부정적인 것으로만 생각한다. 스트레스를 받을 때 받는 사람의 생각이 대부분 부정적으로 생각하는 경향이 있기 때문이다.

하지만 반드시 그런 것만은 아니다. 적당한 자극과 변화는 오히려 삶의 활력소가 되기 때문이다. 속초에서 만난 그 사람도 서울에서 공기 좋은 시골로 내려와 모든 잡념을 버린 채 오직 치료해서 낫겠다는 생각만 했기 때문에 기적이 일어난 것이 아닌가 한다. 그에게 시골 생활이 삶의 활력소가 되었던 것이다. 그 사람처럼 암 환자가 건강을 지키면서 삶의 질을 높인다면 스트레스는 부정적인 역할보다 긍정적인 역할을 한다고 본다.

그 사람은 수술을 했지만 크고 작은 암 덩어리들을 그대로 둔 채 봉합했고, 시한부 생명이라는 통보를 받았지만, 절대로 삶의 끈을 놓지 않고 믿음 가운데 암을 이겨낸 보기 드문 케이스였다. 어쩔 수 없이 받아들여야만 하는 상황에서도 매사를 긍정적으로 생각하고 최선을 다해 보려는 그의 마인드를 많은 암 환자들이 배울 필요가 있을 것 같다.

"병은 자랑하라고 했습니다. 저는 만나는 사람마다 제가 암 투병에서 승리할 때까지의 과정을 상세히 소개해 줍니다. 죽음을 눈앞에 두고 끝까지 생을 포기하지 않기로 한 결심부터 적당한 운동, 적정한 식이요법 등 모든 것을 말해 주는 것이지요."

끝으로 그는 자신이 지금까지 암을 이기고 살 수 있었던 데는 가족들의 헌신적인 돌봄이 있었기 때문이라고 했다. 특히 자기가 짜증을 내도

한 번도 싫은 기색을 보이지 않고 뒷바라지를 해준 아내의 정성이 컸다고 말했다.

청국장 예찬론_

◉내가 가장 선호하는 음식은 청국장이다. 구수한 맛이 고향 어머니의 앞치마에서 나는 '엄마 냄새'와 같기도 하거니와 일찍이 그 효능을 책을 통해 읽었기 때문이다. 주위 사람들은 내가 청국장을 너무 유별나게 좋아한다고 말한다. 칭찬인지 비난인지 알 수 없다.

요즘도 나의 밥상에는 하루 한 번은 청국장이 오른다. 내 아내는 결혼 전엔 청국장이 가장 혐오하는 식품이었다고 한다. 결혼 뒤에는 한동안은 청국장을 멀리 하는 눈치였다. 하지만 내가 청국장을 워낙 즐겨 먹는 데다 대장암을 앓기 시작하여 청국장을 더 가까이 하면서 이젠 본인도 청국장 애호가가 된 것 같다.

나의 청국장 예찬론은 암이 발병한 뒤로 시도 때도 없이 펼쳐진다. 어쩌다 부부 동반 모임에 나가서 내가 청국장 예찬론을 펴려고 하면 아내는 "또 그런다"면서 말을 막으려 든다. 그래도 나는 아랑곳 하지 않고 청국장의 유래에서부터 효능에 이르기까지 들려주곤 한다.

청국장이 몸에 좋다는 것을 이제 모르는 사람은 거의 없는 것 같다.

하지만 코를 자극하는 그 냄새는 먹는 사람은 잘 모르지만 먹지 않는 사람은 부담스러울 수밖에 없을 것이다.

그래서인지 요즘엔 맛은 살리고 특유의 냄새를 약하게 한 청국장이 등장했다. 아무리 그래도 냄새가 완전히 나지 않는 청국장이라면 청국장답지 않다고 생각한다.

얼마 전부터 청국장은 이른바 '참살이'의 대표 음식으로 재조명되어 오고 있다. 그 덕분에 전통적인 소비 연령층도 중년 이상이 아니라 10대, 20대들이라고 한다. 젊은이들이 청국장을 건강과 미용을 함께 가져다주는 '다이어트 식품'으로 여기기 시작했다는 것이다. 보도에 따르면, 젊은 남성들 가운데는 '청국장 화장품'을 찾는 사람이 부쩍 늘었으며, 명절 때 선물 상품 중 인기 상품의 하나가 청국장 선물 세트라고 한다. 참살이 바람을 감안한다면 앞으로 청국장의 수요는 더 늘어날 것이 확실하다.

청국장의 유래는 1400여 년 전으로 거슬러 올라간다. 옛 고구려와 발해 땅이었던 만주 지방에선 먼 길을 떠날 때 삶은 콩을 말 안장 아래에 넣어 두고 수시로 꺼내 먹었다고 한다. 이때 섭씨 37~40도나 되는 말의 체온 때문에 삶은 콩이 자연 발효되었으며, 이것이 청국장의 원조인 것이다. 〈삼국사기〉에는 청국장이 '시(豉)'라는 이름으로 나오며, 서기 683년 신라 31대 신문왕이 왕비를 맞을 때 청국장을 폐백 품목에 포함했던 것으로 전해지고 있다.

청국장은 볏짚이나 공기 중에 있는 바실루스 균에 의해 발효되는데,

퀴퀴한 냄새는 바로 이것 때문이다. 나는 어머니께서 청국장을 담글 때마다 잔심부름을 하면서 그 과정을 자주 지켜본 경험이 있다. 어머니는 사내아이인 나에게 "청국장은 국산 콩과 농약을 치지 않은 볏짚을 사용해야 제 맛이 난다"고 일러 주곤 하셨다.

청국장을 담그려면 일단 국산 콩을 한나절 물에 불린 뒤 5시간쯤 삶는다. 삶은 콩은 시루에 담은 뒤 깨끗이 씻은 볏짚을 10cm 간격으로 꽂아 둔다. 이래야 콩이 숨 쉬면서 제대로 발효가 된다. 다시 흰 광목으로 덮은 다음 이불을 덮어 두면 하루 만에 끈끈하게 보이는 흰 실(뮤신)이 나오고, 3~4일이 지나면 실이 무성해진다. 다시 2~3일 뒤에는 실이 콩 속으로 스며든다. 이 과정에서 청국장의 맛을 좌우하는 것은 방 안 온도다. 방바닥은 뜨뜻해야 하지만 너무 뜨거워도 안 되고 그저 엉덩이가 따끈따끈 할 정도로 데워진 상태가 안성맞춤이다.

청국장에 대한 영양평가는 매우 높다. 콩은 삶거나 볶을 경우 단백질의 소화 흡수율이 70%에 못 미친다고 한다.

반면에, 콩을 가공한 청국장은 인체 흡수율이 98%로 올라간다. 생콩에 비해 비타민 B_2, B_{12}, K의 함량도 높다. 최근 들어 식품 관련 학회에서는 콩에 관한 연구가 쏟아지고 있다.

지난해 미국 텍사스 대학 암센터가 발표한 바에 의하면, 청국장 등 식물성 에스트로겐이 많이 들어 있는 음식을 먹은 사람의 경우 폐암 위험이 크게 줄어든 것으로 나타난 바 있다.

물론 청국장에 대한 과학적 연구는 아직 상당 부분 숙제로 남아 있는 것이 사실이다. 〈청국장 다이어트 & 건강법〉(김한복 저)이라는 책에서는 청국장이 고혈압, 당뇨, 위장장애, 암 등에 효과가 있다고 주장한다. 대장암 등 두 가지 암 수술을 받은 산부인과 전문의 홍영재 박사 (〈암을 넘어 100세까지〉의 저자)는 청국장을 먹고 그 효능을 체험했다고 말하고 있다.

그래서 그는 지금 서울 강남에 '홍영재 장수 청국장'이라는 레스토랑을 낼 정도로 청국장 마니아가 되어 있다. 그 집 한쪽 벽에는 「Slow food slow life, Fast food fast life」라는 영어 문구가 걸려 있다. 청국장 등 슬로푸드를 먹으면 '늦게 가고', 패스트푸드를 즐기면 그 만큼 '빨리 간다' 는 뜻이라고 한다.

나는 대장암 수술 이후 곧 바로 항암치료를 받으면서 약에 의한 부작용으로 구토가 심해 음식을 제대로 먹을 수가 없었다. 그런데 청국장은 예외였다. 청국장과 함께라면 죽이라도 먹을 수가 있었다. 항암치료가 끝난 뒤에도 한동안 청국장이 없으면 밥맛이 없을 정도였다. 그래서 지금도 하루 한 끼 정도는 청국장을 거르지 않고 들고 있다. 어머니의 손맛 청국장은 이젠 나의 필수 음식이 된 것이다.

채소와 과일 그리고 버섯

●대장에는 각종 대장염과 게실, 과민성 장증후군 등 여러 질환이 생길 수 있지만, 생명을 위협하는 가장 심각한 대장 질환은 역시 대장암이다. 대장암은 근래에 들어 한국인에게도 매우 심각한 위협이 되고 있다. 1999년부터 2005년까지의 암 발생 추이를 보면 위암, 폐암, 간암 등은 미세하나마 감소하고 있는데 반해, 대장암은 같은 기간 동안 무려 50.4%나 증가한 것으로 나타났다.

그 결과, 불과 수년 전까지만 해도 네 번째로 기록되던 대장암이, 2005년 통계에서는 위암에 이어 두 번째로 많이 발생한 암으로 확인되었다. 이 같은 기세라면 오래지 않아 위암도 가볍게 제칠 가능성이 많다. 어떤 암이든 이토록 무섭게 증가하고 있다는 것은 분명히 매우 나쁜 소식이다. 그러나 진실을 정확히 알게 되면 다른 암에 비해 대장암이 급격히 늘어나는 것이 그래도 불행 중 다행이며 희소식일 수도 있다. 왜냐하면, 대장암은 100% 가까이 예방할 수 있는 병이기 때문이다. 대장암 뿐만 아니라, 모든 암은 예방할 수 있다. 바로 먹는 것으로 예방이 가능하다. 히포크라테스도 일찍이 음식으로 고치지 못하는 병은 약으로도 의사로서도 고치지 못한다고 했다. 내가 이와 같은 사실을 안 것은 대장암 수술을 받고 나서였다.

아내와 나는 항암치료를 받으면서 식탁을 다시 설계했다. 먼저 상차림을 풀밭으로 했다.

모든 채소류는 배추·무청·상추·쑥갓·부추·시금치, 제철의 산나물 등 푸른 잎 채소류와 무·양파·당근·감자·고구마·우엉·연근 등 뿌리를 먹는 뿌리채소류, 오이·가지·토마토 같이 열매를 먹는 채소 등 제철의 채소를 다양하게 식탁에 올리도록 했다. 특히 잎과 줄기와 뿌리 모두를 먹을 수 있도록 했다.

채소류는 고추장이나 된장에 날로 찍어 먹거나 쌈으로 먹기도 했지만, 먹기 좋게 썰어 샐러드 소스를 만들어 버무려 먹기도 했다. 샐러드 형식으로 채소를 먹으면 영양소의 손실 없이 많이 먹을 수 있다. 하지만 채소에는 수분이 90% 이상 들어 있으므로 살짝 데쳐서 먹기도 했다.

너무 질기거나 말린 산나물, 뿌리채소의 경우는 삶거나 익혀서 먹을 수밖에 없었다. 또한 생채소를 버무려 먹을 때는 고추장과 된장에 무즙이나 과일즙 등으로 묽게 만들어 사용해 맵고 짠 맛이 덜하게 했다. 처음에는 식단을 풀밭으로 차린다는 것이 그리 쉬운 일은 아니었다. 가족은 둘째 치고 환자 자신이 육식을 멀리 하고 채식 위주로 가기가 굉장히 힘든 일이었다. 하지만 빨리 병을 치료해서 낫고 재발을 예방해야 한다는 일념에서 채식주의는 계속될 수 있었다.

나는 아침식사 후엔 반드시 다섯 가지 과일을 먹고 있다. 야채와 함께 신선한 과일은 암의 예방과 치료에 좋기 때문이다. 주로 바나나, 사과, 배, 딸기, 토마토, 수박, 참외, 키위, 감 등으로 제철 과일 위주로 섭취하고 있다.

병원에서는 야채와 과일에 많이 함유되어 있는 비타민C와 베타카로틴이 위장 내의 화학반응으로 만들어지는 발암 물질인 니트로소 화합물의 생성을 억제하므로 위암 예방에 좋다고 알려 주었다. 특히 대장암을 예방하기 위해서는 포화지방산이 많은 육류를 피하고 김, 미역, 다시마, 양배추, 마늘 등을 많이 섭취하는 것이 좋다고 권하기도 했다. 또한 폐암 예방에는 금연을 먼저 실행하고 식품으로 토마토와 당근과 같은 녹황색 채소를 많이 섭취하고, 간암 예방 역시 야채와 제철 과일은 물론 신선한 생선을 자주 먹는 것이 좋다는 것이다. 유방암이나 식도암, 전립선암의 경우도 녹황색 채소와 과일을 먹는 것이 예방에 도움이 된다고 설명해 주었다.

버섯은 알레르기 시대를 살아가는 데 훌륭한 면역 강화식품이다. 버섯은 대체로 국과 찌개에 넣어 먹고 있다. 표고버섯은 말렸을 경우 비타민D의 합성이 증가하므로 말린 표고버섯을 불려서 사용하기도 하고, 아니면 가루를 내어 다양하게 사용하기도 한다.

버섯전골도 내 식탁의 단골 메뉴 가운데 하나다. 고춧가루를 풀고 갖은 채소와 두부, 양파, 파, 마늘 등을 함께 끓인 버섯전골은 식욕을 돋우는 데 일품이다. 또 느타리버섯은 살짝 데쳐 당근, 양파, 피망과 같은 채소와 함께 볶아 먹기도 하고 적당히 썰어 소금과 후추로 밑간을 하고 우리 밀을 묻혀 수분을 제거한 뒤 달걀을 풀어 적당한 크기로 먹기 좋게 버섯 채소전을 부쳐내 먹기도 한다.

팽이버섯은 찌개와 국에 넣어 먹기도 하고 살짝 데쳐 오이와 양파, 당근, 피망 등과 함께 고춧가루와 식초, 참기름, 파, 마늘, 참깨 등을 넣어 무쳐 먹으면 식욕이 생긴다.

이밖에도 내가 매일같이 즐겨 먹는 음식들은 콩으로 만든 식품과 마늘, 김이 있다. 사실 콩만큼 좋고 완벽한 식품도 없을 것이다. 복합당질과 섬유질과 필수의 지방과 미네랄이 있는 식품·콩류 식품을 식탁에 올리는 것은 결핍되기 쉬운 영양소들을 보충할 수 있는 좋은 방법이기 때문이다.

콩의 섬유질은 당뇨병에 도움을 주고, 칼륨과 마그네슘은 심장병에 도움을 주고, 콩의 필수지방은 고지혈증에 도움을 준다. 나는 하루는 콩비지, 하루는 순두부 된장국, 하루는 청국장, 하루는 콩나물국, 하루는 콩국수, 하루는 두부조림과 콩자반을 번갈아가며 먹는 식단을 짜 놓고 있다.

김 또한 매일 식탁에 오른다. 가끔 다시마나 미역, 파래도 섭취한다. 이러한 해조류는 바다의 영양을 듬뿍 가지고 있는 식품이기 때문이다. 해조류는 바다의 미네랄의 보고다. 수십 종이나 되는 미네랄을 먹을 수 있는 방법은 해조류 식품에 있다. 해조류 식품에는 머리를 좋게 하는 필수지방산도 함께 들어 있다. 해조류의 비릿함이 그것이다. 또 섬유질도 풍부하고 칼륨과 미네랄이 풍부하여 현대인의 성인병 치료에 큰 도움이 되는 것으로 알려져 있다.

마늘도 하루 한 쪽은 반드시 먹는다. 마늘은 항생제와 같은 역할을 하는 대표적인 식품이다. 그 살균 능력은 옛날에 쌀을 담아 놓은 항아리에서 벌레 스는 것을 막는 것으로 톡톡히 진가를 발휘했고, 각종 염증 질환에 민간요법으로 사용되어 위력을 발휘한 바 있다.

마늘의 알리신은 비타민B_1과 결합하여 알리티아민을 만들어 비타민 B_1의 파괴를 억제하는데, 그렇게 되면 당분의 대사를 바로 잡아 주고, 신경을 강화시키는 티아민의 작용이 강화된다고 한다. 이러한 신경 강화작용을 정력의 강화라는 의미만으로 축소되어 알려지기도 했지만, 비타민의 파괴를 막아 주고 신경을 강화시키는 일은 누구에게나 필요한 것이다.

나는 마늘의 매운 맛 때문에 밥솥에 쪄 먹거나 구워 먹기도 한다. 또 마늘장아찌, 마늘쫑 등으로 어린 마늘과 마늘잎과 대를 반찬으로 만들어 먹기도 한다.

현미잡곡밥을 짓자_

　　　　　　　🌸 내가 어렸을 때는 쌀이 부족해 보리 혼식을 권장했던 시절이 있었다. 혼식 비율도 쌀이 절대로 2분의 1이 넘으면 안 되었다. 선생님은 점심시간에 도시락을 검열하는 일이 일상화되었다. 만약에 이 검열에서 규정을 위반한 것으로 판정 나면 그날은 어김없이 방과 후에 화장실 청소 당번을 해야 했다. 지금 생각하면 그때 그 시절의 혼식이 건강식이었는데 우리는 까맣게 잊고 살아왔다.

　삶의 형편이 나아지면서 우리의 주식인 밥은 섬유질이 제거되고 씨눈의 영양이 결핍된 흰쌀밥이 되었다. 가난하기만 했던 시절에 대한 보상이라도 받을 양으로 흰쌀밥은 오랜 기간 우리의 밥상을 차지해 왔다. 그 결과 우리에겐 만성 질환과 원인 모를 질병들의 증가만 가져오게 되었다.

　씨눈의 필수 영양이 제거되고 신체의 정상적인 대사와 배설의 수준을 조절하는 섬유질이 없는 밥을 그래서 멀리 해야 한다. 현대인의 식생활에서 근본적인 문제는 하얀밥에 길들여졌다는 데 있다. 때문에 식사를 통곡식의 식사로 바꾸어 나가야 한다. 나도 암 수술을 받기 전에는 통곡식을 멀리 하고 흰쌀밥만 찾았었다. 도정된 곡식과 정제된 당분의 섭취가 얼마나 중성지방을 비축하는지를 전혀 알지 못했다. 씨눈조차 찾아볼 길 없는 그 하얀 쌀밥의 유혹, 통밀의 거침보다 더 매력적인 흰 밀가루의 부드러움에 흠뻑 빠져 있는 나 자신을 발견한 것은 얼마 되지 않았던 것이다.

식사를 현미잡곡밥으로 바꾸는 것은 암 예방과 치료에 있어서 아주 중요하다. 아이들은 거무튀튀하고 꼭꼭 씹어야 넘어가는 현미잡곡밥을 싫어한다. 우리 집 아이들도 그랬다. 그들은 현미잡곡밥은 암 환자인 할아버지의 식사로만 생각했다. 하지만 시간이 지나면서 잡곡밥에 한번 길들여지더니 이제는 하얀밥이 싱겁고 맛이 없다고 한다. 이렇게 처음엔 어렵더라도 조금씩 통곡식 식사로 바꾸어나가 이젠 모든 가족들이 현미잡곡밥을 당연히 주식으로 생각하고 있다. 사실 나도 처음부터 완전 현미잡곡식을 주장하지 않았다. 도대체 입맛이 없어 먹을 수가 없었기 때문이다. 그래서 7분도쌀, 5분도쌀을 사용하거나 통곡의 비중을 차차 늘려나가는 방법을 사용했다. 뭐든지 습관이 되기까지가 어려운 일이지 한번 습관이 되고 생활이 되어 버리자 아무것도 아니었다.

통곡에는 현미, 현미찹쌀, 통밀, 차조, 차수수, 기장, 통보리, 율무, 콩, 팥 등이 있다. 현미에 잡곡의 종류나 넣는 분량은 취향에 맞게 하면 되지만, 내 경우는 현미에 적어도 3가지 이상의 잡곡을 섞어 밥을 지어 먹고 있다. 김수현씨(바른식생활실천연대 대표)는 현미 50%에 현미찹쌀 10%, 차조와 차수수·통밀·통보리·율무·기장 중 3가지 이상을 섞어 30% 정도를 채우고, 팥과 콩을 10% 정도로 섞어 밥을 지으면 맛있게 현미잡곡밥을 먹을 수 있다고 밝혔다. 그는 또 좀 더 차지게 먹고 싶으면 현미와 현미찹쌀을 반반씩 섞거나 현미 20%와 현미찹쌀 40%로 현미찹쌀의 비중을 늘려도 된다고 말한다.

그의 요리법을 더 소개해 보자. 잡곡은 구입하는 대로 일정한 비율로 섞어 두는 것이 간편하다. 그리고 밥을 짓기 전에 현미와 섞어 둔 잡곡을 불린다. 팥은 미리 넉넉한 물에 터지지 않도록 살짝 삶아 건져낸 뒤 냉동실에 보관하고 콩은 현미와 잡곡 불리는 시간 정도만 불려도 된다. 콩은 오래 불리면 퍼져 버려 맛있는 촉감과 맛이 떨어진다. 단, 압력솥을 이용하면 굳이 불리지 않아도 된다. 더구나 햇콩은 불리지 않아도 일반 밥솥에서도 잘 익는다.

수수의 아린 맛과 현미의 피트산을 어느 정도 제거하고 밥을 먹기 좋게 하기 위해서는 1~2시간 정도 불리는 것이 좋다. 처음에는 밥을 지을 때도 물을 넉넉히 잡아 좀 질고 차지게 하는 편이 먹기에 좋다.

예전엔 현미잡곡밥을 지을 때 밥맛을 내고 윤기도 나게 하기 위하여 소금이나 약간의 누런 설탕을 첨가했으나 요즘은 압력솥의 상태가 좋기 때문에 굳이 그런 방법은 쓰지 않아도 될 것 같다. 더구나 염분 과잉 시대이고 설탕의 섭취량이 많은 것도 별로 건강에 유익한 것이 아니므로 소금이나 설탕의 첨가는 하지 않는 것이 좋을 듯하다.

우리 집에선 아이들을 위해 밥을 뭉쳐 깨에 굴려 주먹밥을 해서 먹기도 하고 남는 찬밥은 기름을 두르지 않는 프라이팬에 얇게 펴서 노릇하게 부쳐 누룽지과자를 만들어 주기도 한다. 이 누룽지과자는 나중에 다시 끓여 구수한 누른밥을 만들어 먹는다.

 내가 수술을 받고 나서 소화 기능이 떨어졌을 때는 아내가 현미오곡을 가루로 만들어 죽을 쑤어 주어 먹었으며, 차조만을 가루내어 조죽을 쑤어 먹기도 했다. 죽을 쑬 때는 불린 곡식의 양보다 4배 정도의 물을 사용하는데, 이때 다시마와 버섯과 각종 야채를 우린 야채탕을 사용하여 쑤어 주어 나에겐 아주 좋은 환자식이 된 일이 있다.

 여름에는 콩국도 만들어 먹었다. 예전부터 콩국을 만들 때는 껍질을 베끼고 콩을 갈아 만들었는데, 내 경우는 콩도 통곡의 하나라고 생각하여 껍질째 먹도록 했다. 매일 주식으로 현미잡곡밥을 먹는다는 것은 바로 내 건강을 지키는 일이라는 것을 잊어서는 안 된다.

최고의 항암 식품 홍삼과 양파_

◉나는 암 수술 후 항암치료 식품으로 홍삼을 장복하고 있다. 사실 전에도 인삼은 수시로 달여 먹었는데, 혈압이 높아지면서 오래 전부터 복용을 중단했었다. 그러다 병원에서 퇴원해 있을 때 처남이 홍삼 한 상자를 들고 와서 홍삼만큼 체력 보강에 좋은 것이 없다면서 권하는 바람에 다시 먹기 시작한 것이다.

그때까지만 해도 홍삼의 효능에 대해서는 별로 아는 바가 없었다. 일단 권해서 먹고는 있지만, 그 효능에 대해서 상식 정도로 아는 것은 있었으나 깊이 있게 아는 지식은 없었다.

그래서 공부를 하기 시작했다.

인터넷을 뒤지고 관련 서적도 구입해서 읽어 보았다. 그러면서 담당 의사선생님과도 상의를 했다. 의사선생님은 인삼이나 홍삼은 예로부터 체력 보강제로 많이 사용해 왔으니까 먹어도 된다고 말했다. 대신에 한국인삼공사에서 파는 홍삼을 먹도록 하는 것이 좋겠다고 알려 주었다.

홍삼을 복용하면서 항암주사를 맞을 때도 구토 증상이 줄어드는 것 같았다. 아침 공복에 홍삼 달인 물을 한 컵씩 매일 마셨는데, 그 후로 식욕도 점차 늘어났다.

지금까지 우리나라는 물론이고 미국이나 일본에서 발표된 인삼의 효능에 관한 연구 결과는 항암 식품 가운데 최고라는 것이다. 암의 예방은 물론이고 이미 발병한 암세포에 대해서도 놀라운 효과를 보이고 있다는 것이다.

인삼은 생약 중에서 가장 많은 연구가 이뤄지고 있는 식품이다. 인삼의 주성분은 사포닌인데, 이 성분이 암의 예방과 치료에 효과를 가져온다고 한다. 그러나 사포닌 자체가 암세포의 유발을 억제하는 것은 아니다. 사포닌이 장에서 서식하는 400여 종의 세균 가운데 우리 몸에 유익한 세균 중 하나인 프레보텔라 오리스(Prevotella Oris)와 만나 생기는 대사물질이 암을 예방한다는 것이다. 이 세균은 네 명 중 세 명이 가지고 있는 장내 세균으로, 이 세균을 가지고 있지 않은 사람에게는 인삼의 사포닌이 효과를 발휘하지 못한다. 그러나 일단 사포닌이 이 세균을 만나 대사물질이 발생하게 되면 암의 증식과 전이를 막는 놀라운 효과를 발휘하는 것으로 발표되고 있다.

또한 인삼은 면역력을 강화하고 혈관의 노화도 막아 주어 심혈관 질환에도 예방 효과가 있다고 한다. 그뿐만이 아니다. 혈압이 높은 사람은 혈압 강하제 역할도 하고 비만 예방이나 치료에도 좋은 것으로 알려지고 있다.

하지만 이러한 효능이 알려지면서 인삼이 약재가 아닌 식품으로 둔

갑하여 야기되는 중독 현상도 나타나고 있다. 사람들은 인삼 달인 물을 식수 대용으로까지 마시고, 꿀에 절인 인삼을 간식으로 먹으며, 나물처럼 인삼무침을 식탁에 올리고, 그밖에도 인삼이 들어간 소주, 인삼으로 코팅한 쌀, 인삼을 사료로 먹인 쇠고기 등 인삼은 약이 아닌 음식으로 사용되고 있다.

효과가 빠른 약일수록 체질에 맞지 않으면 부작용이 있게 마련이다. 그것도 장기간 복용하는 경우 위험은 배가된다는 것이 한의사들의 충고다.

나는 그래서 반드시 한국인삼공사에서 판매하는 홍삼만 먹고 있다. 그것도 장기간 복용으로 인한 부작용을 없게 하기 위해 3개월 정도 먹고 3개월 동안은 대신 양파즙을 복용해 오고 있다. 양파는 언제 먹어도 좋지만, 식사 중 특히 육류를 먹을 때 같이 먹으면 콜레스테롤을 낮춰 비만, 고혈압 예방에 좋다고 한다. 양파에 있는 퀘르세틴이라는 성분 덕분이다. 퀘르세틴은 혈압을 낮추고 지방을 분해하며 변비, 당뇨병, 백내장을 개선시키는 효과도 보고돼 있다. 특히 양파는 니트로소아민 같은 발암 물질도 억제한다. 니트로소아민은 육류, 어류에 식품 첨가물을 넣어 가공할 때 생기는 발암 물질로 햄, 소시지, 어묵 등에 많다. 때문에 이들 식품을 조리할 때는 양파를 넣어 먹는 것이 좋다.

양파 껍질을 달인 물은 혈압이 높거나 다이어트가 목적일 때 효능이 있다. 연한 갈색의 양파 겉껍질 5g에 세 컵 정도의 물을 붓고 반으로 줄어들 때까지 푹 달인다. 그런 다음 하루 3번으로 나눠서 식사 후에 따뜻하게 마신다. 날로 먹는 것보다는 덜 하지만 양파 냄새가 걱정이라면 김, 다시마 등을 조금 먹으면 낫다.

음주 전후에 양파를 먹는 것도 좋다고 한다. 양파의 글루타티온 성분이 간장의 해독 기능을 도와 술독을 빨리 풀어 준다는 것이다. 미국의 초대 대통령 조지 워싱턴은 감기에 걸릴 때마다 잠들기 전에 구운 양파를 한 개씩 먹었다는 일화도 있다. 실제로 유럽에서는 양파에서 추출한 물질로 만든 감기약도 사용되고 있다고 한다.

홍삼과 양파는 항암면역 요법에서 자주 이용되는 식품이다. 인체에는 면역 기능이 있어 외부의 적으로부터 자신을 방어한다. 만약 암세포가 처음 나타났을 때 면역 기능이 제대로 작동되지 않아 이를 적절히 제거하지 못하면, 이 암세포가 계속 분열하여 결국 생명을 앗아간다.

항암면역 요법은 이러한 인체의 면역 기능을 증가시켜 암세포를 죽이거나 성장을 억제하는 치료법이다. 이론적으로 보면 그 어떤 암 치료법보다 매력적인 것이 바로 항암면역 요법이다. 외부에 의존하지 않고 인체의 면역 기능만으로 암을 퇴치하므로 부작용도 없고, 한 번 싸워 이긴 암에 대해서는 내성이 생겨 재발 가능성도 없기 때문이다.

하지만 이런 주장과는 달리, 항암면역 요법은 임상적 근거가 너무 희박하기 때문에 이것만 가지고 암을 다스릴 생각은 않는 것이 옳다. 따라서 병원의 치료를 받으면서 체력 보강 차원에서 홍삼이나 양파를 복용한다는 생각을 갖고 암과 싸울 때 치료에서 성공률은 그만큼 높아진다고 보면 될 것이다.

현대판 불로초 항산화제_

🌸앞서 이야기한 속초에서 만난 사람의 경우 암을 이겨낼 수 있었던 것은 뭐니뭐니 해도 밝은 햇빛, 신선한 공기, 깨끗한 물, 그리고 신선한 음식물의 섭취와 휴식을 즐길 줄 아는 여유 때문이 아닌가 생각한다. 그렇다면 암을 예방하고 건강하게 살기 위한 구체적인 실천 방법이 무엇일까?

나는 먼저 몸에서 생기는 활성산소를 막기 위해 되도록 항산화제를 많이 섭취하도록 노력하고 있다. 항산화제는 노화와 질병의 원인이 되는 활성산소가 몸에 축적되는 것을 막아 주기 때문이다.

우리가 생명을 유지하기 위해서 없어서는 안 될 중요한 요소는 혈액 속에 포함된 산소다.

호흡을 통해 혈액에 흡수된 산소는 몸 속 구석구석을 돌아다니며 영양소를 우리 몸의 에너지로 바꿔 주고 이 에너지를 바탕으로 세포는 제 역할을 수행한다. 그런데 이런 대사 과정에서 몸에 해로운 활성산소가 발생한다. 마치 연료가 소비되면서 유해물질을 만들어내듯 산소가 에

너지를 만들면서 일정량의 활성산소가 생성되는 것이다. 이 양은 우리가 소비하는 산소량의 약 2%이다.

문제는 이 활성산소가 사람의 몸에 쌓이면서 세포의 유전자에 영향을 미치거나 손상을 입힌다는 데 있다. 그럴 경우 면역체계를 약화시키고 돌연변이를 일으켜 암을 비롯한 질병을 유발하는 원인을 제공할 뿐 아니라 노화를 촉진시킨다. 활성산소가 촉진시키는 질병들은 동맥경화를 비롯하여 관절염, 녹내장, 백내장, 피부노화, 암세포 발생 등이 있다.

이를 미연에 방지시키는 데 필요한 요소가 항산화제이다. 비타민C, 비타민E, 셀레늄 등으로 대표되는 항산화제는 활성산소가 제멋대로 활동하지 못하게 한다. 그래서 항산화제를 흔히 현대판 불로초라고 부르는 것이다.

가장 많이 알려진 항산화제는 비타민C이다. 비타민C는 가장 강력한 항암 식품이자 노화 방지 식품이다. 연구 결과에 따르면, 비타민C는 활성산소가 혈관 내벽의 지방을 산화시키지 못하도록 하여 동맥을 건강하게 한다. 또 콜레스테롤을 배출되기 쉽게 변화시켜 지방의 체내 축적을 방지한다. 뿐만 아니라 손상된 혈관 안벽을 치유해 건강하게 만든다. 이밖에도 백내장을 예방하고 폐의 기능을 강화시켜 호흡기 질환의 발병 가능성을 낮추며 면역체계를 젊게 유지함으로써 암을 예방한다. 활성산소의 세포 손상과 변형도 막아 준다.

비타민C의 역할이 주목을 받기 시작한 것은 1970년에 노벨 화학상과 노벨 평화상 수상자인 라이너스 폴링 박사의 〈감기와 비타민C〉라는 저서에서 비롯되었다. 폴링 박사는 이 책에서 비타민C를 하루 권장량보다 많이 섭취하면 감기를 예방할 수 있다고 밝히고 있다. 물론 비타민C가 완벽하게 감기를 예방할 수 있는 것은 아니지만, 감기에 걸릴 확률은 확실히 낮춰 준다는 것은 국내 학자들도 인정하고 있다.

폴링 박사는 비타민C를 암 환자에게 투여해 암을 치유한 것으로도 유명하다. 그가 사용한 암 치료 방법을 비타민C 과대요법이라고 부르는데, 이는 비타민C를 하루 권장량의 다섯 배 이상을 섭취함으로써 질병을 예방할 수 있다는 것이다. 하지만 안정성 문제로, 비타민C를 다량 복용할 경우 설사와 복통을 유발할 수 있다는 지적도 있지만, 비타민C를 2천 밀리그램씩 하루에 3회, 모두 6천 밀리그램을 매일 복용했으나 아무런 문제가 없다고 홍영재 박사는 그의 책 〈암을 넘어 100세까지〉에서 밝히고 있다.

비타민C 요법은 비타민C가 많이 함유된 과일과 야채를 먹으면서 모자라면 약을 들면 된다. 하루에 섭취할 비타민C의 용량은 보통 2천~3천 밀리그램 정도면 되는데, 몸에 머무르는 시간이 짧기 때문에 1천~2천 밀리그램씩 하루에 세 번으로 나눠 복용하는 것이 좋다고 한다.

두 번째로 비타민E 또한 우리 몸에 필요한 필수 영양소인 동시에 항산화제로 각광받고 있다. 특히 비타민C와 E는 상승작용을 일으켜 강력한 항산화제 역할을 하는 것으로 알려져 있다. 일명 토코페롤이라고 하는 비타민E는 활성산소로 인해 일어나는 동맥의 침착물 크기를 줄이거나 방지하는 역할을 하고, 인체에 해로운 콜레스테롤의 축적을 막아 심장 발작률을 낮추고 동맥 질환을 예방해 준다. 또 폐암이나 전립선암을 예방하는 효과가 있다. 비타민E는 과일과 푸른채소, 견과류, 곡류에 많이 들어 있으며, 비타민C와는 달리 지용성이므로 하루 한 번씩 섭취하는 것이 좋다.

세 번째는 강력한 항산화제로서 암을 예방할 뿐 아니라, 사망률도 낮춘다는 무기질, 즉 미네랄의 한 종류인 셀레늄이다. 셀레늄은 희귀 원소로 우리 몸에는 아주 미량만 존재한다. 섭취는 대부분 흙에서 무기질을 흡수하는 마늘, 무와 같은 뿌리채소와 곡식을 통해 이루어진다. 하지만 환경 오염으로 인해 토양 자체에 셀레늄의 함유량이 부족한 바람에 음식에서 섭취하는 셀레늄의 양은 점점 줄어들고 있는 실정이다. 그래서 최근엔 우유, 계란, 닭, 버섯 등 셀레늄의 함유를 높인 식품들이 많이 나오고 있다.

셀레늄이 주목받는 이유는 암의 예방, 노화 방지, 면역 기능의 활성화 및 에이즈 환자의 사망률과 간염 발생률 저하, 심근경색 등의 동맥 질환의 예방 및 치료 효과가 높기 때문이다.

식생활에서 셀레늄의 섭취가 적은 사람은 필수적으로 셀레늄을 보충해 암과 심장병을 막아야 한다는 것을 초미량 영양소 연구의 세계적인 권위자인 리처드 파스워터 박사가 말한 바 있다.

네 번째로 멜라토닌이다. 멜라토닌은 뇌의 피네알 보디(Pineal Body)에서 생성되는 수면 유발 물질인데, 이 멜라토닌이 제대로 분비되지 않으면 숙면을 취하기가 어렵다. 노화가 진행될수록 멜라토닌의 분비는 적어진다. 그래서 나이가 들면 잠이 잘 안 온다고 하는데, 이는 멜라토닌의 생성과 분비에 문제가 생겼다는 신호라고 보면 된다.

멜라토닌은 뇌세포의 손상을 예방할 뿐만 아니라 암도 예방한다. 또한 항산화 작용과 면역력을 증가시키는 역할을 한다. 이러한 멜라토닌의 감소는 노화를 촉진시키고 소아 백혈병과 여성의 유방암의 발병 원인이 되기도 한다.

멜라토닌이 제대로 생성, 분비되게 하기 위해서는 아침에 일어나고 밤에 자는 습관이 확립되어 있어야 한다. 그렇지 않고 밤에 일하고 낮에 쉬는 습관을 가진다면 생체 리듬을 깨뜨리기 때문에 멜라토닌이 제대로 생성되고 분비되지 않게 된다. 따라서 생활 습관을 올바로 유지하는 것이 절대 필요하다. 부득이 한 경우에는 멜라토닌을 따로 복용해야 한다.

다섯 번째는 심장을 지키는 코엔자임Q_{10}이다. 코엔자임Q_{10}은 심장근육을 움직여 에너지를 만드는 과정을 돕는 역할을 하는 것으로 알려졌다. 따라서 코엔자임Q_{10}이 부족하면 심장이 활발히 움직이지 못하게 된다. 또한 코엔자임Q_{10}은 혈압을 떨어뜨리고 심장과 혈관의 노화를 방지하는 항산화제와 항암작용, 면역력 증가의 역할을 한다.

심장은 뇌만큼 중요한 기관이다. 심장과 혈관이 건강해야 노화도 늦게 나타난다. 코엔자임Q_{10}은 20세 이후부터 우리 몸에서 급격히 감소하므로 건강보조식품으로 챙겨 먹어야 한다.

마지막으로 '행복을 주는 지방산'으로 불리는 오메가-3가 있다. 오메가-3는 암세포를 억제할 뿐 아니라 우울증과 조울증, 알코올 중독, 자폐증, 치매, 편두통 등의 항정신 질병의 예방에도 효과가 있는 것으로 밝혀졌다. 왜냐하면, 오메가-3는 뇌를 건강하게 하고 뇌의 기능을 활성화시키기 때문이다.

오메가-3가 많이 함유되어 있는 식품으로는 등푸른 생선과 각종 해산물 및 견과류 등이다. 그 중에서도 고등어, 멸치, 깻잎, 들기름, 쇠비름은 대표적인 오메가-3 함유 식품이다.

암, 나는 이렇게 극복했다

4 운동 요법의 알파와 오메가

- 약이 되는 운동을 하라
- 걷기만큼 좋은 운동은 없다
- 힘든 운동은 삼가는 게 좋다
- 지나친 휴식은 오히려 해가 될 수 있다
- 자연치유 방법을 병행하라
- 웃으면 복이 온다

약이 되는 운동을 하라_

수술을 받고 일반 병동으로 옮기자 담당 의사선생님은 나에게 "오늘부터 조금이라도 몸을 움직이라"고 말한다. 그리고 매일같이 회진할 때면 "어제는 얼마 동안이나 움직였느냐"고 묻곤 했다. 그러나 그는 나에게 분명하게 말했다. "복도를 매일 조금씩 걷되 절대 체력에 무리가 가서는 안 된다"고 당부하는 것이었다.

나는 처음엔 몸을 조금씩 움직였지만 하루 이틀이 지나자 천천히 걸을 수 있었다. 일단 걸을 수 있다는 생각이 들면서 나는 암을 반드시 이겨낼 수 있다는 자신감을 얻게 되었다. 침대에만 누워 있었다면 분명 암을 이겨낼 수 없을 것이라고 절망했겠지만, 하루가 다르게 걷기가 빨라지면서 암을 충분히 이겨낼 수 있다는 확신이 섰던 것이다.

그런데 문제는 그때부터 시작되었다. 의사선생님은 나에게 절대로 무리해서는 안 된다고 했지만, 나는 운동만 하면 암을 이겨낼 수 있다고만 생각하고 빨리 암을 정복하고 싶은 마음에 무리를 했던 것이다. 며칠 동안은 병원 복도를 왕복하다가 그 횟수를 늘렸고, 수술한 지 2주일쯤 지나서는 엘리베이터를 타고 지하층으로 내려가 주차장을 몇 바퀴씩 걷고 돌아오곤 하였다. 서서히 무리가 가지 않을 만큼만 하던 운동량을 갑자기 늘린 것이다. 몸의 상태는 염두에 두지도 않고 건강해져야만 암을 이길 수 있다는 일념으로 호흡이 가빠질 정도로 걷기 운동을 한 것이다.

　나의 이런 행동은 얼마 전 위암 수술을 받은 암 환자가 하는 운동을 보고 따라 하게 된 것이다. 그 환자는 나보다도 며칠 늦게 수술을 받았는데도 수술 후 2~3일 만에 복도를 두 번 이상 왕복을 하더니 곧 바로 지하주차장으로 가서 거의 30분 이상을 걷고 올라오곤 했다.

　"저 사람은 수술한 지도 얼마 안 되면서도 저렇게 걷는데 나라고 못 하겠어?" 나는 그 사람이 샘도 나고 해서 결국 운동을 위한 운동을 하게 되었다. 그것이 화근이 되었다. 갑자기 창자가 땅기고 아프기 시작했다. 가슴이 덜컥 내려앉았다. 혹시 수술한 부위가 끊어진 것은 아닌지 걱정이 되었다. 다행히 큰 사고는 일어나지 않았다. 그 대신 의사선생님으로부터 호된 꾸중을 들었다. 나는 그때야 알았다. 암 환자의 운동은 어디까지나 암 치료에 견뎌낼 체력을 기르는 데 중점을 둬야 한다는 것을 말이다. 암 치료에 사용해야 할 체력을 과중한 운동으로 소진해서는 안 되는 것이다.

　"각자의 암이 다르듯 치료 방법이나 체력도 다릅니다. 다른 사람과 비교해서 운동하는 것만큼 어리석은 짓은 없습니다." 담당 의사선생님은 앞으로 자기의 지시에 따라 몸 상태를 체크해 가면서 무리하지 않는 한도 내에서 운동을 하라고 말해 주었다.

운동은 즐길 수 있는 범위 안에서 하는 것이 현명한 일이다. 즐기면서 하는 운동이 아니고 운동만을 위한 운동을 한다면 심한 스트레스를 받을 수 있다. 스트레스를 풀려다 스트레스를 받는 운동은 아무 효과가 없다. 암 환자의 경우라고 예외가 아니다. 몸 상태도 안 보고 무조건 심한 운동을 한다면 그것은 약이 되는 것이 아니고 독이 되는 운동이다.

나는 그 일이 있은 이후 절대 다른 병상의 암 환자가 하는 운동을 따라 하지 않았다. 누가 얼마를 걷든 전혀 상관을 하지 않고 내 몸의 상태를 보아 가면서 내 페이스를 유지해 나갔다. 이 원칙은 퇴원 후 지금까지도 지켜 나가고 있다. 예를 들면, 평지에서의 걷기 운동 이외에는 등산 모임에도 참여하지 않고 있으며, 골프도 그만두었다. 골프를 치다 보면 동료의 점수를 보고 나를 비교하게 되어 무리한 스윙을 하기 때문이었다.

사실 수술 후 거의 2년간은 체력의 변화가 심했다. 항암주사를 맞지 않을 때도 컨디션이 좋았다가 어느 날 갑자기 나빠지는 경우를 한두 번 경험한 것이 아니다. 그러다 보니 걷기 운동도 절대로 2시간 이상을 초과하는 법이 없다. 대신 건강 관리를 위해서 하루 1만보 걷기는 반드시 지켰다. 아주 춥거나 더울 때는 집 안에서라도 1만보 걷기를 했다.

또 한 가지 내가 지키는 철칙은 암 예방을 위한 운동이라 하더라도 '반드시 땀을 흘려야만 하는 것'이라는 고정 관념에서 벗어나는 것이다. 운동은 많이 할수록 좋다는 편견도 버렸다. 그렇다고 대충대충 하지는 않는다. 걷기 운동을 하기 전에도 준비 운동을 하고, 다 걷고 나면 마무리 운동도 한다. 그리고 운동은 즐겁게 한다.

나의 운동 목적은 뚜렷하다. 첫째는 환자로서 병을 이겨낼 체력을 유지하는 데 있고, 둘째는 건강을 유지해 병의 재발을 예방하기 위한 것이다. 그래서 건강이라는 목적과 병을 이겨내려는 목적을 잊어버리고 운동 자체에 얽매어 생활하지 않는다.

암의 발병은 대부분 상식을 벗어난 라이프 스타일과 관계가 있다고 한다. 건전하고 평범한 생활에서 벗어나 무언가 바람직하지 않거나 인위적으로 꾸며진 생활을 하게 될 때 암에 걸릴 확률이 높다는 것이다.

어쨌든 암에 걸렸다면 치료와 함께 일단 가볍게 즐길 수 있는 일 중에서 운동이 될 만한 것을 찾아보는 것이 좋다. 그리고 즐겁다는 생각이 유지될 때까지만 하는 것이다. 그러다 보면 자연히 체력이 붙게 된다. 거기에 맞춰 조금씩 운동의 시간과 강도를 높여 나가 보는 것이 좋다.

또한 운동의 효과가 좋다고 해서 자신의 체력을 감안하지 않고 무작정 덤벼들어서도 안 된다. 먼저 자신의 체력에 적합한지, 부작용은 없는지, 거기에 정신적 스트레스는 따르지 않을지 점검해야 한다. 그리고 기본적인 라이프 스타일에서 벗어나지 않는 범위 내에서 즐겁게 운동을 한다면 그거야말로 약이 되는 운동인 것이다.

걷기만큼 좋은 운동은 없다_

 ●현대인들은 운동이 절대적으로 부족하다. 식사는 육식을 좋아하고 스트레스는 쌓여 가는데 운동은 거의 하지 않는다. 특히 직장인들의 운동량은 부족함이 말할 수 없도록 지나치다. 그러다 보니 비만병에 걸리고 온갖 성인병에 시달린다.

 현대인들은 운동이 부족한 만큼 운동에 대한 관심도 높아 가고 있다. 그런데 운동을 해서 땀을 빼면 몸 안에 있는 발암 물질을 모두 제거할 수 있다고 생각한다. 하지만 운동을 하면 건강한 삶을 유지하는 데 좋은 것은 사실이지만, 운동 방법이나 운동량에 따라 그 효과가 다르다는 것은 생각지 않는 것 같다. 말하자면 건강을 잃지 않기 위하여 운동은 해야겠다는 좋은 생각을 하지만, 운동에 대해 그릇된 편견을 갖는 사람들이 있다는 것이다. 이를테면 '건강을 위한 운동'이 아닌 '운동을 위한 운동'을 하는 사람들이 많다는 말이다.

 특히 환자의 경우는 운동을 체력 보강을 위해 반드시 해야 하지만, 발병하기 전처럼 격한 운동을 한다든가, 몸이 지칠 정도의 운동을 하는 것이 운동을 위한 운동인 것이다. 암 환자의 경우도 마찬가지다.

  나는 지금도 암이 재발되는 것을 막기 위해 나름대로 운동을 하고 있다. 나의 운동은 걷기다. 나의 친지 가운데는 그 정도 가지고 운동이 되겠느냐며 등산을 하든지 골프를 치라고 권유하기도 한다. 그러나 나는 걷기만큼 좋은 운동은 없다고 자신있게 말할 수 있다. 암을 예방하고 치료하는 데 도움을 얻기 위한 운동이라면 무리해서 땀을 많이 흘려야 하는 운동은 피해야 한다고 생각한다. 물론 사람마다 약간씩 다를 수는 있겠지만, 운동은 자기 자신의 몸에 균형을 유지할 수 있어야 하며, 또한 즐거운 운동이 되어야 한다. 따라서 적절한 운동이란 사람의 나이나 건강 상태, 취미 등에 의해 달라질 수 있겠지만, 한 가지 불변의 원칙은 무리가 되지 않고 즐거운 운동이어야 한다는 점이다. 체력 보강을 위한 운동이 부작용을 가져온다든가 스트레스가 따른다면 그런 운동은 바로 집어치워야 한다.

  내가 걷기 운동을 최고로 치는 이유는 여러 가지가 있다. 우선 뇌의 건강을 위해 가장 좋은 운동이기 때문이다. 자료에 따르면, 너무 과도한 운동은 오히려 노화를 촉진시키며, 매일 한 시간 정도 걷기를 생활화하면 노화를 예방할 수 있다는 것이다.

  특히 걷기는 대뇌를 자극하고 혈액 속의 산소가 뇌세포에 전달되는 데 도움을 준다고 한다. 뇌의 노화를 방지하는 두 가지 역할을 동시에 수행하는 것이다. 또한 신진대사를 원활하게 해 비만을 예방하고 고혈압, 당뇨병, 심장병, 통풍, 골다공증의 예방과 치료에 도움을 준다는 것이다.

　나는 암 수술을 받고 20여 일 만에 퇴원한 뒤 6개월간은 매일 아침 30분에서 40분씩 아파트 단지 내 공원에서 걷기 운동을 했다. 항암주사를 다 맞은 6개월 뒤부터는 운동시간을 늘려 하루에 만보걷기를 생활화했다. 보통 성인 남자의 걸음걸이로 만보를 걷는다면 1시간 30분 정도가 소요된다. 그리고 1주일에 한두 번은 서울대공원 숲길 걷기를 계속하고 있다. 혹한이나 혹서 기간은 피하지만, 봄·가을엔 반드시 이 원칙을 지키고 있다. 나는 걷기 운동에 아내를 꼭 동행시킨다. 나의 걷기 운동에 동참한 아내도 건강이 무척 좋아진 것은 두말할 필요가 없다.

　요즘 나는 걷기의 즐거움에 푹 빠져 있다. 그저 걷는 것만으로도 나를 속박했던 모든 것으로부터 벗어날 수 있는 것 같아 좋다. 집 주변을 걷거나 대공원 숲길을 걷거나 고유한 리듬과 맛이 있다.

　걷기는 몸의 감각을 새롭게 일깨운다. 걷기를 통해 전신 감각을 체험할 수 있기 때문이다. 아침 맑은 공기를 들이마시며 만보 정도를 걷고 난 뒤의 허기와 달콤함은 별것 아닌 음식조차 미식으로 느낄 수 있게 한다.

　나는 걷기를 통하여 배움과 사유(思惟)의 시간도 가질 수 있었다. 키르케고르는 "걸으면서 나의 가장 풍요로운 생각들을 얻게 되었다"면서 "걸으면서 쫓아 버릴 수 없을 만큼 무거운 생각이란 하나도 없다"고 말했다. 걷다 보면 나도 잊고 길도 잊을 정도로 무상무념 상태도 경험한다. 내가 암 환자라는 생각도 들지 않는다.

걷는 동안 침묵과 고독, 노래 부르기도 고유한 깨달음과 기쁨을 안겨 준다. 숲속을 걸으면 피톤치트와 같은 좋은 공기를 마시는 데다 잡념에서 벗어나게 되니 건강에 얼마나 좋을까 하는 생각뿐이다.

걷는 속도도 빠르지 않다. 되도록 느림보 걷기를 하려든다. 느리게 걷는 행위가 기쁨을 되돌려 주기 때문이다. 숲속 길을 걸을 때 더 그렇다. 눈여겨보지 않던 사물의 섬세한 부분이 느린 움직임을 통해 드러나기 때문이다.

나는 대공원 숲길을 걷고 나면 머리가 맑았다. 마음은 늘 기쁨으로 가득했다. 길 양옆으로 줄지어 서 있는 나무들의 속삭임에 나 자신을 맡기며, 아무것도 상상하지 않는다. 나는 평온과 내 행복한 상황을 느끼는 것 말고는 아무것도 하지 않으며 즐겁게 휴식을 취하곤 한다. 그리고 늘 두 발로 땅을 딛고 걸을 수 있다는 것에 대해 감사했다.

걷기를 시작한 후 나는 혈압약의 처방을 다시 받았다. 전에는 혈압약을 복용해도 떨어지지가 않아 고생했지만, 걷기가 계속 이어지면서 혈압약으로 고혈압을 잡을 수 있게 된 것이다. 담당 의사선생님은 걷기를 함으로써 혈압을 올리는 호르몬의 분비를 억제하는 도파민이라는 호르몬의 분비를 촉진시키기 때문에 혈압을 잡을 수 있는 것이라고 설명해 주었다. 그뿐이 아니다. 콜레스테롤도 감소시켜 고지혈압도 정상으로 돌아오게 했다고 했다. 그러면서 과도한 운동은 오히려 혈압을 상승시키기 때문에 걷기보다 좋은 운동은 없다고 말했다.

또한 걷기는 몸 안의 인슐린을 적절하게 분비되게 해 당뇨병 예방에
도 좋으며, 요산의 수치를 낮게 해 통풍도 예방하고, 뼈를 튼튼하게 해
골다공증을 예방한다. 아내도 나와 함께 지금까지 매일 걷기 운동을 한
결과 고지혈 증세를 보였던 것이 이젠 완전히 낫는 효과를 보았다. 참
으로 걷기만큼 좋은 운동은 없는 것 같다.

힘든 운동은 삼가는 게 좋다_

❀암 수술을 받고 내가 하는 운동은 앞서 이야기했듯이 걷기 운동이다. 그런데 걷기 운동을 하면서 건강을 되찾게 되자 나도 모르게 좀 무거운 운동을 하고 싶어졌다. 그리고 매일 같은 코스를 걷다가 보니 싫증이 난 것도 있었다. 게다가 친지들로부터 수영을 하면 전신운동이 좋으니 같이 수영장에 나가자는 권유도 받았고, 헬스클럽에 나가 각종 기구를 가지고 운동을 하자는 제의도 받았다.

시실 걷기 운동을 한 뒤로 아침에 일찍 일어나게 되고, 식사도 채식 위주로 규칙적으로 하며, 술은 입에도 대지 않으니 금방 체력이 수술 이전으로 돌아가는 것 같았다. 그래서 걷기 운동을 평지에서 하지 않고 산을 오르기로 하였다. 제일 먼저 찾은 곳이 청계산이었다.

처음엔 원터골 약수터까지 오르다가 조금 있다가 옥녀봉에 올랐고, 한참을 지나서는 헬기장까지 올랐다. 청계산이 싫어지면 관악산을 찾았다. 그것이 문제였다. 과로가 온 것이었다.

관악산에 오를 때는 한여름이었다. 일사병 증세도 보였다. 병원을 찾았다가 의사선생님으로부터 무모한 짓을 한다는 꾸중을 실컷 듣고 왔다.

그래서 찾은 곳이 동네 헬스클럽이다. 이 헬스클럽에 다니고 있는 친구의 권유에 따른 것이다. 이 친구는 얼마 전 내가 산행을 하다가 곤욕을 치른 얘기를 하자 함께 운동을 하자고 했다. 다음날 즉시 등록을 하고 친구 따라 헬스클럽에 갔다. 처음에는 정말 힘들어서 10분도 뛰기가 어려웠다. 숨이 가빠지고 다리에 힘이 빠지는 것이 곧 죽을 것만 같았다. 하지만 10분을 넘기고 나니 발이 가벼워지면서 전혀 힘들지 않았다. 피곤하기는커녕 얼마든지 달리기를 할 수 있을 것 같았다. 뛰기를 마치고 여러 가지 근력을 키우는 운동기구를 가지고 운동을 했다.

헬스클럽에서의 운동도 문제가 되었다. 첫날부터 무리를 한 것이 탈이 난 것이다. 아침에 일어나니 가슴이 뼈개지는 것처럼 아프고, 허리를 제대로 펼 수 없었다. 다리와 장단지에는 쥐가 나기도 했다. 몸살 기운도 엄습했다. 나 자신이 생각해도 참으로 한심했다. 친구가 가자고 한다고 체력을 전혀 감안하지 않고 건강한 사람처럼 무리한 운동을 했다니 그런 바보가 어디 있는가. 체력 관리를 한답시고 체력을 망치는 일을 했던 것이다. 그 일이 있은 후 다시 걷기 운동으로 돌아왔다.

그런데 얼마 후 교우 중의 한 명이 나를 찾아와 한번 암에 걸렸으니만큼 체력 관리를 철저히 해야 하지 않겠느냐며 동네 골프연습장에 같이 나가자고 말했다. 골프는 원래 쳐 왔던 운동인데다 필드에 나가는 것도 아니니 연습장에는 나가도 상관없을 것 같았다. 나는 처음엔 망설였다. 워낙 등산과 헬스클럽 운동에서 기력이 소진되어 낭패를 본 일이 있었기 때문이었다.

"그래! 공 한 박스 옆에 놓고 마음껏 골프채를 휘둘러 볼 수 있는데 그 좋은 것을 안 할 이유가 없지"

나는 한 달치 연습 계약을 하고 연습장에 나가기 시작했다. 처음엔 공 한 박스를 놓고 연습을 했다. 엔도르핀이 금방 나오는 것 같았다. 그 뒤로 한 열흘 동안은 엔도르핀의 힘을 빌려 아주 즐겁게 운동을 할 수 있었다. 처음엔 옆구리 쪽이 약간 뻐근했으나 며칠 지나니 괜찮았다. 보름쯤 지났을 때 친구가 필드에 나가자고 했다. 참으로 오랜만에 푸른 잔디를 밟게 되니 기분이 상쾌했다. 그런데 문제가 생겼다. 비거리가 나지 않는 것이다. 그간 체력 보강을 그렇게 많이 했는데도 예전 같지 않았다. 그날 스코어는 창피할 정도로 나빴다. 스트레스가 쌓이는 것 같았다.

그날 이후로 나는 당분간 필드에는 나가지 않고 연습장에서 옛날 실력(?)을 되찾는 노력을 하기로 다짐했다. 공을 두 박스로 늘려 연습하다가 세 박스로 늘렸다. 옷이 땀에 흠뻑 젖을 정도로 골프채를 휘둘렀다. 이것이 몸에 무리가 되었다. 그건 분명 운동의 효과와는 전혀 관계가 없는 에너지의 소모였다. 몸살을 심하게 앓았다. 겁이 덜컥 났다. 이러다 내가 암이 재발되는 것은 아닌가, 걱정이 앞섰다.

담당 의사선생님을 찾아갔다. 자초지종을 이야기했더니 돌아오는 것은 꾸중뿐이었다.

"암 환자들은 기본적으로 일반인에 비해 체력이 많이 떨어집니다. 때문에 걷는 것 하나에도 일반인에 비해 몇 십배 힘이 듭니다. 보통 사람들이라면 헬스클럽엘 가든, 골프연습장을 가든 무슨 상관이 있겠습니까? 암 환자에게는 어느 것 하나 힘겹지 않은 게 없습니다."

의사선생님은 암 환자는 그만큼 무슨 운동을 하든 자신의 체력을 감안해서 합리적인 판단을 내린 뒤 그에 따라 운동을 해야 한다고 강조했다.

암 환자들은 암을 이기려면 체력을 보강해야 하고 그러기 위해서는 운동을 해야 한다고 생각한다. 옳은 말이다. 그런데 그 운동이라는 것이 기존 체력을 소모시켜서 오히려 건강을 악화시켜서는 안 되는 것이다. 더구나 어떤 환자들은 운동을 하고는 "운동을 했으니 술 한두 잔쯤은 어떻겠느냐"며 취하도록 마시기도 하고 끊었던 담배를 다시 피우는 이도 있다고 들었다. 그럴 경우 병세가 낫기는커녕 오히려 악화되어 일찍 유명을 달리하는 예도 흔히 볼 수 있다.

나는 술과 담배는 안 했지만 운동량 면에서 한때나마 자기 조절을 못해 위험에 빠질 수도 있는 경험을 갖고 있다. 앞의 예에서 본 것처럼 운동을 심하게 하고 술 담배를 다시 하려면 운동을 안 하느니만 못하다고 생각한다. 그런 식의 건강 관리라면 암이 사라졌다가도 다시 찾아올 것이다. 암 환자일수록 운동을 해야 한다. 나도 수술 후에 빠른 회복을 위해 걷기 운동을 시작했었다. 처음엔 어디까지나 과하지 않을 정도로만 운동을 했다. 기력이 떨어지는 것 같으면 걷는 시간을 줄였다. 그것이 지나쳐 무모한 등산, 골프연습장에서의 운동으로 바뀐 것이 잘못이었다.

  암 환자는 어느 것 하나라도 그냥 지나쳐서는 안 된다. 건강 관리 면에서는 더욱 그렇다. 무리한 운동으로 역효과를 내는 일이 있어서는 안 된다. 남들이 좋다고 권유한다고 해서 그대로 따라 해서는 절대 안 된다.

지나친 휴식은 오히려 해가 될 수 있다_

◉암 환자에게 충분한 휴식과 숙면은 절대로 필요하다. 나는 항암주사를 맞는 6개월 동안 매일 한두 차례 낮잠을 잤다. 힘이 없어서 그런지 자꾸 침대에 눕고 싶고, 누웠다 하면 적어도 30분 이상은 잠을 잤다. 그런데 항암주사를 다 맞고 나서는 상황이 달라졌다. 낮잠은 물론 자지 않게 되고 밤에도 잠이 잘 오지 않아 고생을 했다. 가끔 수술한 부위의 창자가 땅기고 통증을 느끼는가 하면, 괜히 불안하고 초조하기도 했다. TV를 봐도 그렇고 책을 읽어도 우울증은 사라지지 않았다.

병원에서 수면제와 진통제를 받아 복용하기도 하고, 자기 전에 반신욕을 하고 따뜻한 물을 마시기도 했다. 걷기 운동을 아침 일찍 하다가 저녁 시간으로 바꿔 보기도 했다. 병원측 얘기로는 체내에 산소가 부족해 기본적으로 신진대사에 장애가 따르는 것이라면서 그저 아무것도 안 하고 누워서 지내려고 하지 말고 걷고 움직이고 생각하는 일을 하라고 했다.

나도 무조건 휴식을 취하는 것이 좋지 않다는 생각을 했다. 걷기를 하고 반신욕을 한 결과 수면제 없이도 밤잠을 잘 자게 된 것이다. 그리고 시작(詩作) 활동을 왕성하게 하기 시작했다. 사흘이 멀다 하고 시를 창작하고 잡지에 발표하는 일을 계속했다. 건강하게 살기 위해서 걷고 생각하는 일을 열심히 한 것이다.

내 경험으로 보면 쉬면 쉴수록 체력이 떨어졌다. 물론 중간에 무모할 정도로 심한 운동을 하여 오히려 체력을 떨어뜨렸지만, 그런 일이 있은 후로는 휴식과 일상생활 사이에 삶의 균형이 이뤄지도록 했다. 이를 테면 아침식사 전에 30분 정도 걷고 저녁식사 후 30분 정도 걷는 운동을 하도록 했고, 학교 강의가 있는 날은 강의 준비와 강의만 하고 다른 일은 하지 않도록 했다. 또한 수업이 없는 날은 오전에 3시간 정도 붓글씨 연습을 하고, 오후엔 3시간 정도 시 짓는 일에 몰두했다. 그리고 남는 시간은 음악을 듣는다든가 영화를 감상하도록 함으로써 적절한 휴식과 운동 그리고 일을 통하여 삶의 균형을 유지하도록 했다. 이를 위해서 매월 초에 하루하루 일과표를 작성하고 그것을 반드시 실천해 왔다.

나는 이런 일과표에 따라 생활하다 보니 학교생활 말고는 일반 사회생활과는 자연히 거리를 둘 수밖에 없었다. 초·중·고·대학·대학원 동창회는 물론이고 전직 사우회 모임, 골프회 모임, 교수회 모임 등에 일체 출석을 하지 않게 되었다. 그 이유는 그곳에 가면 무엇보다 시간이 많이 걸리고, 음주하는 장소인 데다가 담배까지 피우는 사람들 때문에 간접흡연을 할 수밖에 없었기 때문이다. 특히 점심이나 저녁 모임 모두 음식 때문에 참석할 수가 없었다.

그래서 학교에 가는 날은 반드시 도시락을 챙겨 갔다. 야간 수업이 있는 날은 도시락을 두 개씩 가져가서 먹었다. 그런 날은 아내가 제일 많이 수고해야만 했다.

암 환자로서 삶의 균형을 유지하는 일은 이처럼 보통 어려운 일이 아니었다. 식사 조절이나 운동 그리고 휴식에 대한 수위 조절은 내가 하는 것이지 남이 해주는 것이 아니다. 한동안 친구들로부터 소외된다 해도 어쩔 수 없이 모임에는 불참하는 수밖에 없다. 외식이라는 것이 대부분 육식 위주인데다 짜고 매운 것들 뿐이니 나의 치료 과정에는 적합하지 않았던 것이다. 운동도 체력을 보강하기 보다는 체력을 소모하는 것이라면 차라리 하지 않느니만 못하다. 많은 친지들이 나의 등산행이나 골프 연습 그리고 헬스클럽에서의 운동을 두고 "그렇게 무리하다가 암이 재발하면 어떻게 하느냐"고 걱정하곤 했다. 맞는 말이었다. 다행히 그들의 충고와 나의 결심으로 무리한 운동을 일찍이 접고 가벼운 걷기 운동으로 바꾼 것은 잘한 일이었다.

그렇다고 만약 내가 걷기 운동마저 하지 않고 집에 누워만 있었다면 어떻게 됐을까. 아마 지금처럼 건강을 되찾지 못했을 것이다. 항암주사를 맞을 때는 물론이고 항암제를 계속 복용하던 2년 반 동안은 그 자체만으로도 수시로 전신에 피로감이 몰려 왔다. 그럴 때마다 낮잠을 자곤 했다. 어떤 때는 1시간 정도 자기도 했지만 점차 시간이 지날수록 10분~20분 정도 수면을 취하는 것으로 바뀌었다. 사실 낮잠을 너무 오래 자면 정상적으로 수면을 취해야 할 시간대에 제대로 잠을 잘 수가 없다.

암 수술을 받고 신체에 전에 없던 이상이 발견된 것은 밤에 소변을 자주 본다는 것이었다. 수술 전에는 밤에 화장실에 가기 위해 잘해야 한 번 정도 깨어났었는데, 수술 후 1년 동안은 5번 정도 일어나게 되었다. 그러니 정상적인 숙면을 취할 수가 없었다. 더구나 항암제를 복용하므로 소변에서 고약한 냄새가 났다. 같이 자는 아내에게 미안했다. 그런데 걷기 운동을 계속하고 생각하고 일하는 생활이 이어지면서 밤에 화장실에 가기 위해 일어나는 횟수가 줄어들기 시작했다. 수술 후 5년이 된 지금엔 수술 전처럼 한 번 정도 깨어나는 것으로 바뀌었다.

또 한 가지 신체에 새롭게 나타난 현상은 대변을 하루에 한 번 보던 것이 4~5 차례에 걸쳐 보아야 한다는 것이다. 가스가 자주 방출되는 현상도 새로 생겼다. 이 때문에 장시간 외출하는 일은 아예 생각조차 못했다. 가스가 자주 나오니 많은 사람이 모이는 장소에도 갈 수가 없었다. 이런 이상한 현상도 식사 습관이 바뀌고 운동하고 일하는 습관이 생활화되면서 점차 정상 상태로 돌아왔다. 지금은 하루에 1~2회 대변을 보고, 가스도 자주 나오지 않는다.

암 환자는 충분한 휴식이 필요하다. 그러나 운동도 반드시 해야 한다. 다만, 운동을 하되 적당히 해야지 무리를 해서는 절대 안 된다. 항상 걷고 움직여야 한다. 휴식이 필요하다고 해서 누워 있으라는 말이 아니다. 정상인들처럼 좋은 생각을 하고 열심히 살려고 노력해야 한다.

휴식이 지나치면 오히려 건강을 해치게 된다. 휴식과 운동하고 일하는 것과의 균형은 환자 본인이 조절해 나가야 한다.

자연치유 방법을 병행하라_

●얼마 전 KBS 1TV에서 암 환자들이 깊은 산속에 들어가 거주하면서 암을 극복한 사례들을 방영한 바 있다. 대부분의 환자들은 물 맑고 공기 좋은 산에서 살면서 직접 농사를 지어 먹을거리를 장만하고 있었으며, 땔감도 산에서 자급자족한다고 했다. 물론 밥 짓고 빨래하는 일도 혼자서 해야 한다. 이렇게 생활하다 보니 운동은 따로 할 필요조차 없다. 땔감을 구하러 산에 오르내리고 채소를 기르다 보면 하루가 어떻게 지나가는 줄 모른다. 잡념이 생길 틈이 없는 것이다. 방송에 나온 분들은 길어야 3개월이나 6개월 정도가 생존 가능 기간이라고 했는데, 5년에서 6년까지 생존해 계신 분들이었다. 그분들은 병원에서 검진받고 약을 타러 가기 전에는 산 밖을 벗어나는 일이 없다고 했다. 암을 이긴 그들은 모두가 자신들에게 '기적'이 일어난 것이라고 입을 모았다.

무엇이 이분들의 건강을 지켜 드린 것일까? 그것은 두말 할 필요없이 자연이었다. 사실 신이 인간에게 선사한 최고의 선물은 자연이다.

그러나 인간은 무절제하게 환경을 오염시켜 자연을 훼손하였고, 그 대가는 인간의 건강과 생명에 위협을 가져오게 되었다.

방송에 나온 암을 극복한 분들의 생활환경을 보면 자연치유가 얼마든지 가능하다는 것을 짐작할 수 있게 했다. 그분들이 사는 곳은 우선 햇빛을 적당히 볼 수 있는 곳이었다. 의학적으로 우리 몸의 호르몬 분비는 햇빛의 변화에 따라 달라진다고 한다. 호르몬 분비의 많고 적음은 우리의 육체와 정신의 변화에 영향을 미친다. 그 중에는 면역력과 관계가 깊은 멜라토닌이라는 호르몬이 있는데, 이 호르몬은 밤에 주로 분비되며, 햇빛이 비치는 낮에는 잘 생성되지 않는다. 그래서 햇빛이 강한 한여름에는 멜라토닌의 분비가 적어 면역력이 떨어지는 것이다. 그늘진 시원한 숲속에서 생활한다면 멜라토닌의 분비가 덜 방해받을 것이다. 따라서 면역력의 저하도 그만큼 덜 되는 것이다. 물론 적당한 햇빛을 보지 못한다면 편두통과 관절염을 유발하기 때문에 아침 저녁으로 기온이 낮을 때는 햇빛을 쬐는 것이 건강에 좋다.

반대로 햇빛에 너무 많이 노출되면 일사병이나 두통이 생기기 쉽다. 또 강한 햇빛은 피부 노화를 일으킨다. 주름이 생기고 기미나 검버섯도 햇빛과 관련이 있으며, 심한 경우는 피부암을 유발하기도 한다. 그렇다고 무조건 햇빛만 피해선 안 된다. 뼈를 튼튼하게 하고 암을 예방하며, 노화를 방지하는 데 필요한 비타민D를 얻기 위해서는 햇빛이 절대적으로 필요하기 때문이다.

나는 숲속을 걸을 때 적어도 10분에서 20분 정도는 햇빛이 드는 길을 걷는다. 봄이나 가을은 숲속의 온도가 15~18도 정도이고, 습도는 40~50% 상태여서 걷기 운동에 최적이다.

내가 주로 걷는 숲길인 서울대공원 뒷숲은 언제나 공기가 청량하다. 내가 살고 있는 동네도 약간 고지대인데다 차량에서 나오는 매연 공해가 비교적 없는 곳이지만 대공원 숲길에 비하면 많이 오염된 공기를 마시고 있다고 본다.

그래서 나는 일주일에 한두 번은 반드시 산이나 공원 숲길을 찾아 신선한 공기를 들이마시는 운동을 한다. 그리고 한 달에 한 번은 경기도 남양주에 있는 영화촬영소를 찾아 시간을 보내고 있다. 숲에 가면 제일 먼저 정신이 맑아지는 것을 느낀다. 이 신선한 공기가 뇌를 맑게 하기 때문이다. 또 신선한 공기를 들이마시면 혈액에 흐르는 산소를 맑게 해 몸 전체의 면역력과 기능을 높인다. 신선한 공기를 들이마시는 것만으로도 암이 치유되는 느낌을 받게 된다. 내가 영화촬영소를 찾는 이유는 신록이 우거진 숲길에서 삼림욕을 하기도 하지만, 그곳 영화상영관에서 국산영화를 매월 한 편씩 무료로 상영하고 있기 때문이다. 삼림욕 다음에 영상관에서 최신 영화를 무료로 관람하면서 쌓였던 스트레스를 한 방에 날리는 것이다.

나는 또 한 달에 한두 차례 아내와 함께 전국의 유명산과 연계된 관광지로 신선한 공기와 맑은 물을 찾아 움직이고 있다. 보통 국내여행 전문 여행사가 마련하는 국내여행 관광상품을 이용하고 있으며 당일 또는 1박2일 코스의 투어를 하곤 한다.

공원을 찾거나 관광여행을 할 때는 반드시 생수를 준비해 간다. '물이 생명'이라는 말처럼 물은 암 환자에게 중요한 음식이다. 어려서 부모님으로부터 들은 말 중에 잠자리와 물은 가려 자고 마시라는 것이 생각나곤 했다. 그래서 시중에서 판매하는 음료수는 절대로 마시지 않는다. 길을 떠날 때는 집에서 만든 보리차를 먼저 챙기고 그것이 떨어지면 생수를 마시는 습관을 들였다.

사람은 밥을 먹지 않고도 한 달 이상은 버틸 수 있다고 한다. 하지만 물을 마시지 않으면 일주일도 못가서 사망한다. 신진대사가 이루어지지 않기 때문에 각 기관이 제 할 일을 못하게 되고, 그러므로 몸 안에 있는 독소를 걸러내지 못해 죽는 것이다. 이처럼 중요한 물을 함부로 마셔서는 안 된다. 오염된 물을 마시는 것은 몸 안에 발암 물질을 공급하는 것과 같은 것이다.

사람의 몸은 70% 이상이 물로 이루어져 있다. 따라서 이 물이 부족하기 전에 물은 항상 공급되어야 한다. 특히 나이가 들어갈수록 우리 몸에 있는 물은 줄어든다고 한다. 그러니 수분을 항상 보충하는 일에 소홀히 해선 안 된다. 그것이 노화 방지에도 필요하다. 보통 아침 식전에 먹는 두 잔의 물은 보약이라고 한다. 또한 하루 2ℓ 이상의 물을 섭취하면 건강에 도움이 된다고 한다.

웃으면 복이 온다_

●지구상의 동물 가운데 웃을 수 있는 것은 인간뿐이다. 그래서인지 인간 사회에서는 웃음의 미덕을 강조하는 격언들이 꽤나 많다. 예컨대 '웃으면 복이 온다' 라든가 '웃으면 젊어진다', '웃는 낯에 침 뱉으랴' 등이 그것이다.

그렇다면 왜 유독 인간만이 웃음을 갖고 있는 것일까? 그 궁금증은 인간의 뇌에 이른바 웃음보가 있다는 미국 UCLA 대학의 이차크 프리드 박사의 연구 결과로 풀리게 되었다. 어느 날 프리드 박사는 한 간질 환자를 대상으로 진료하고 있었다고 한다. 그는 뇌에서 발작을 일으키는 부분이 어디에 있는가를 찾기 위해 환자의 옆머리에 전극을 부착시키고 자극을 주면서 그림책 보기, 발가락 구부리기 등을 시켰다. 그런데 그때 환자가 느닷없이 웃음보를 터뜨리기 시작했다. 그리고 자극을 강하게 주면 줄수록 환자는 재미라고는 전혀 없는 그림을 보고도 폭소를 터뜨리는 것이었다. 프리드 박사가 우연히 건드린 곳은 왼쪽 대뇌의 사지(四肢) 통제 신경조직 바로 앞에 자리한 표면적이 $4cm^2$ 정도의 작은 조직이었다. 바로 말로만 듣던 웃음보에 해당하는 기관이었던 것이다.

웃음보의 발견으로 지금까지 웃음은 뇌의 여러 부분이 관여하여 만들어진다는 통설을 뒤집게 되었다. 즉, 웃음은 웃음보가 일괄 관리한다는 새로운 사실이 발견된 것이다. 또한 웃음보는 즐거운 생각을 하게 하고, 웃음의 동기를 부여하며, 웃을 때 뺨의 근육을 작동시키는 역할까지 하고 있다는 것도 밝혀졌다.

웃음은 웃음보의 발견이 있기 훨씬 전부터 의학계의 크나큰 관심의 대상이었다고 한다. 왜냐하면, 웃음이 질병을 치료하는 데 효과가 있다는 주장이 오랜 기간 제기되어 왔고, 이를 입증할 만한 연구 결과들도 속속 발표되어 왔기 때문이다.

웃음을 통한 치료 방법에 대한 연구에서 대표적 선두주자는 미국 UCLA 대학 교수이던 노먼 커먼즈 박사이다. 그는 1979년 〈병의 해부〉라는 저서에서 웃음을 비롯한 긍정적 사고가 질병을 치유하는 데 효과가 있다는 주장을 펼친 바 있다.

사실 그는 웃음치료의 경험을 자신의 질병 치료 과정에서 경험한 바가 있었다고 한다.

1976년에 자신의 경험을 〈의학적으로 의미있는 경험〉이라는 논문을 써서 의학전문지인 New England Journal of Medicine에 소개했던 것이다. 그의 병명은 강직성 척추염이라고 하는 것으로, 이는 목뼈와 허리뼈가 달라붙어 뻣뻣하게 굳는 무서운 병이다. 당시 커먼즈 박사는 팔다리가 거의 움직일 수도 없을 만큼 굳어 가고 있어 고통이 무척 심했었다고 한다. 그러던 어느 날 병실에서 코미디 영화를 보다가 너무 우스워 약 10분 동안 배꼽이 빠질 정도로 웃게 되었다. 그는 코미디 영화를 몇 번이고 다시 틀었고, 때때로 간호사에게 유머 책들을 읽어 달라고 부탁했다. 실컷 웃고 나면 통증을 느끼지도 않고, 그런 날은 잠도 제대로 잘 수 있었기 때문이었다. 게다가 적혈구 침강 속도가 떨어져 몸의 염증이 가라앉으면서 실제로 회복의 기미가 보였다. 그는 이런 과정을 통해 결국 불치병이라고 불리던 강직성 척추염을 이겨낼 수 있었다고 한다.

스탠퍼드 의대 윌리엄 프라이 박사는 사람이 웃을 때 뇌하수체에서 자연 진통제인 엔도르핀이 생성되고 부신(副腎)에서는 염증을 낮게 하는 물질이 나온다는 사실을 밝혀냈다. 웃음에 관한 연구는 더욱 확산되고, 그 결과 임상에 적용하는 의사들도 늘어나고 있다. 미국의 경우 듀크대 종합암센터, 머몬트 메디컬 센터 등을 비롯 대부분의 병원들이 이미 유머 도서실과 유머 아동문고를 설치했으며, 하버드 대학에서는 유머 치료를 주제로 하는 대규모 세미나를 여러 차례 열기도 했다. 펜실베이니아주의 Mind & Body 병원은 감기나 두통 환자부터 암 환자에 이르기까지 웃음치료를 병행해 치료 효과를 높이고 있다고 한다. 플로리다에는 경건한 예배 시간에 박장대소할 수 있는 시간을 갖는 '웃음교회'가 생겨 이미 명성을 알린 지 오래다.

영국에서는 1991년 웨스트 버밍햄 보건 당국이 세계 최초로 '웃음소리 클리닉'을 인가한 바 있다. 웃음을 질병 치료의 한 수단으로 공인한 첫 번째 사례이다. 우리나라에서도 웃음치료가 도입되어 현재 활발히 활용되고 있다. 서울대학병원의 웃음치료교실을 비롯하여 웬만한 대형 병원들이 웃음치료 강사를 초빙하여 큰 효과를 보이고 있다고 한다.

웃음이 주는 가장 큰 효과는 역시 면역력을 높여 준다는 점이다. 미국의 로마린다 의대 리 버크 교수와 웨스턴 뉴잉글랜드 대학 캐슬린 딜런 박사는, 사람들이 코미디 프로그램을 보고 나면 인체의 방위군인 백혈구와 면역 글리불린의 수가 늘어나고 면역을 억제하는 코르티졸과 에프네프린이 줄어드는 현상을 검증한 바 있다. 이처럼 면역력이 증강되면 감기와 같은 감염 질환은 물론, 암이나 성인병에 대한 저항력도 높아진다고 한다.

면역력과 가장 밀접한 것은 자연살상세포(Natural Killer)이다. 이 세포는 각종 바이러스와 암세포에 빠르고 강력하게 대응하는 임무를 띠고 있다. 그런데 이들 세포의 수는 스트레스를 받으면 줄어들고 반대로 웃고 있으면 늘어난다고 한다. 특히 이 세포는 암세포를 만나면 암세포에 구멍을 뚫어 죽이는 역할을 한다고 한다. 더욱 놀라운 것은 웃음으로 증강된 면역 효과는 웃음이 멎은 뒤에도 12시간 가량이나 그 수와 기능성을 유지한다는 사실이다.

주로 류머티즘 환자를 치료하는 일본의 요시노 박사는 사람이 웃는 동안에는 뇌에서 엔도르핀과 엔켈핀이라는 물질이 나와 환자의 통증이 줄어들고 스트레스가 풀린다고 밝힌 바 있다. 그는 자기 병원에서 치료와 함께 웃음 요법을 병행한 결과 환자의 통증이 크게 줄었다는 임상 결과를 발표하기도 했었다. 그는 또 휠체어를 타고 다니던 환자가 웃음 치료를 통해 건강을 완전히 회복한 사례도 학계에 보고했었다.

나는 웃음이 얼마나 치료에 도움을 주는지 이번 암 수술 후부터 체험했다. 암 수술을 하면 대개 환자들은 통증 때문에 항상 찡그린 얼굴에 신경질을 잘 낸다. 항암주사를 맞는 기간도 마찬가지이다. 나 역시 예외가 아니었다. 하지만 나에게는 다행히 이를 극복해낼 수 있는 길이 있었다. 그것은 감사기도를 드리는 일과 손자 손녀들의 재롱으로 웃음을 되찾은 것이다.

나는 통증이 엄습할 때는 물론이고 기분이 좋지 않을성 싶으면 성경을 읽고 지금 이만큼이라도 암을 극복해낼 수 있는 용기와 의지를 주신 주님께 감사기도를 드리곤 했다. 열심히 기도를 드리고 나면 통증도 사라지고 우울증도 없어졌다. 또 손자 손녀들이 늘 옆에서 재롱을 피는 것이 나로 하여금 웃음을 잃지 않게 해주었다.

웃음을 그치고 호흡과 심장의 박동이 편한 상태로 돌아올 때의 기분은 조깅을 마쳤을 때의 쾌감과 비슷했다. 나는 또 코미디 프로그램도 자주 보고 유머 책도 많이 사서 읽었다. 이때 한바탕 웃고 나면 심장 박동수도 높아지고 혈액 순환도 잘 되는지 혈압도 낮아졌다.

나는 이 모두가 하나님의 놀라운 은혜라고 생각하고 있다.

웃음치료는 반드시 병원에서만 받을 수 있는 것은 아니다. 지금은 민간단체에서도 암 환자를 위한 웃음치료 기관을 운영하는 곳도 많다.

그래서 누구나 언제 어디서나 웃음치료를 받을 수 있다. 하지만 암 환자의 경우는 병원에서의 항암치료와 병행하는 것이 현명하다고 생각한다.

암, 나는 이렇게 극복했다

5 암 완치 가능하다

- 암 발생 양상
- 조기 발견해야 완치가 가능하다
- 약으로 완치시킬 수 있는 암도 있다
- 방사선 요법과 약물 요법의 획기적 발달
- 가족의 적극적 협조와 국가의 시책의 중요성
- 암 예방을 위한 12가지 수칙

암 발생 양상_

●사람은 누구나 건강하게 오래 살기를 원한다. 나이가 많이 든 분이라 해도 남은 인생에 대한 애착은 젊은이만 못하지 않다.

병의 예방도 잘 되고 치료 또한 성공률이 높으면서 인간의 평균 수명도 증가되는 것이 세계적인 추세이다. 질병의 양상도 예전과 달리 음식에 의한 성인병이 사망의 주요 원인이 되어 가고 있다. 우리나라의 경우 사망 원인 중 1위는 뇌졸중이고 두 번째가 암인 것으로 발표되고 있다. 일본도 우리나라와 같았으나 1980년대로 들어오면서 암의 사망률이 뇌졸중을 앞질러 사망 1위의 원인으로 등장했다고 한다. 우리나라는 이것도 배우는지 점차 암의 사망이 제1위 사망 원인으로 변하고 있다.

암의 발생 양상도 우리나라는 일본과 유사하여 남녀 공히 위암이 제일 많은 것으로 나타나고 있다. 암의 발생 양태를 알면 원인적인 퇴치 방법도 쉽게 강구할 수 있을 것 같으나, 근원적으로 완치는 그렇게 쉬운 것이 아니라는 것이 전문가들의 말이다.

최근의 연구에 따르면, 우리 몸속에는 모든 세포가 처음부터 암을 유발할 수 있는 발암인자를 구조적으로 갖고 있다는 것이다. 이 발암인자가 처음에는 우리 인체 세포의 증식과 분화에 중요한 작용을 하다가 일정한 단계에 다다르면, 억제인자에 의해서 차단되어 그 작용이 정지되고 있다. 그러다가 주위의 환경요인이나 바이러스 등에 의해서 발암인자가 자극을 받아 다시 작동을 시작하면 세포가 증식하기 시작하여 암이 발생한다는 것이다. 따라서 암의 근원적인 완전 퇴치가 불가능하다는 것을 전제로 하여야 하고, 다만 발암인자를 작동시키는 기전을 찾아내어 그것을 피해야만 암의 발생을 감소시킬 수 있는 것이다.

세계보건기구(WHO)가 보고한 바에 따르면, 암을 발생하도록 발암인자를 자극하는 요인 중 제일 중요한 것으로 음식을 지적하고 있으며, 암의 원인 중 약 35%가 식생활에서 연유되는 것임을 알 수 있다.

다시 말해, 우리가 일상 섭취하는 음식이 바로 암의 원인이 되는 바, 그 중에도 가장 문제가 되는 것은 짠 음식이며, 과다한 소금의 섭취가 암을 유발하는 것이다.

또한 태우거나 높은 온도로 조리한 음식은 항상 암을 유발할 수 있는 발암 물질을 포함하게 된다. 한 예로 고기를 300℃에서 15분 이상 구울 때 고기 속에서 발암 물질이 발생한다는 것이다.

대부분의 발효 음식도 문제가 되고 있다. 음식물 중 동물성 지방질이 많이 포함되어 있는 육류 종류를 많이 먹는 서양 사람들은 대장암이나 유방암의 발생률이 높다. 그러나 이와 반대로 신선한 야채나 과일 등은 암을 예방하여 주는 효과가 있다.

선진국에서는 일찍이 암이나 성인병을 예방하는 식단을 국민들에게 계몽함으로써 식생활 개선에 나서고 있으며, 이 운동은 지속적으로 추진되고 있음을 알 수 있다. 그러나 우리나라에서는 이 같은 운동이 가뭄에 콩 나듯 하고 있다.

그 다음으로 중요한 암 발생 원인은 흡연으로 전체 암의 30%나 된다. 미국에서는 남자에게 제일 많은 암이 폐암이고, 여성 흡연 인구의 증가로 최근 들어 여성에게서도 유방암을 앞질러 폐암이 제1의 암이 되었다. 흡연은 폐암뿐 아니라 구강암 · 식도암 · 후두암 · 췌장암 · 방광암의 발병률도 결성적으로 증가시킨다고 한다.

담배만 피우지 않아도 폐암 등 여러 가지 암을 예방할 수 있다. 최근엔 간접흡연의 위험성도 많이 논의되고 있다. 따라서 금연운동을 지속적으로 전개해 나갈 필요성이 더욱 높아진다.

세 번째 암 발생 원인은 기생충과 바이러스 등의 감염증이며, 전체적으로 약 10%가 여기에 기인되고 있다. 우리나라의 경우는 좋은 예가 B형 간장염이 만성화하여 간암으로 진행되는 것이다. B형 간염 퇴치를 위한 예방주사를 맞는 것이 매우 중요하다.

그밖에도 환경공해가 암 발생에 있어서 대단히 심각한 문제로 대두되고 있다. 이것은 개인적인 한계를 넘어 국가적 대책이 절실히 요청된다 하겠다.

전반적으로 보아 암은 자기만 조심하면 75% 정도는 예방이 가능하다고 한다. 식생활 개선과 금연, 간염 퇴치만으로도 암을 얼마든지 예방할 수 있는 것이다.

  하지만 우리 주변에서는 암이 계속 발생하고, 암으로 인한 사망도 늘어 가고 있다. 그러므로 암을 철저히 예방함과 동시에 암이 발생했을 때는 치료를 잘 받아서 완치되도록 노력하는 것이 중요하다.

조기 발견해야 완치가
가능하다_

●암에 대한 예방 노력과 마찬가지로 암의 치료 방법도 세계적으로 많이 연구되고 있다.

암의 시초부터 완치까지의 과정 중 가장 중요한 것은 조기 진단이다. 암을 일찍 발견해서 국소적으로 있을 때 근치적 수술을 하는 것이 완치의 기초가 되는 것이다. 나 역시 대장암을 조기 발견하고 그에 따른 적정한 치료가 이루어졌기 때문에 완치가 가능했다고 본다.

조기 진단을 위해서는 지금보다 더 많이 일반 국민들에게 암에 대한 계몽을 해야 한다.

그래서 의심할 만한 증상이 있을 때는 병원을 즉시 찾아가도록 해야 한다. 국민건강보험에서 성인에게 2년에 한 번씩 정기검사를 하게 하고 있는 것은 매우 잘된 암 조기 진단 방법이라고 생각한다. 평소에도 적어도 소화장애가 있을 때는 한 번 정도는 위 검사나 X선 촬영을 해야 한다.

몸의 어느 부위에서나 만져지는 덩어리는 암일 수 있다. 이상 출혈이 자궁에서 나올 때는 자궁암일 수도 있고, 항문에서 나올 때는 대장암일 수가 있다. 목이 계속 쉬거나 계속되는 기침은 폐암의 증상일 수도 있다. 또한 피부나 구강 등 점막이 헐어서 아물지 않을 때 한 번쯤 구강암을 의심해 보아야 한다.

우리 몸에서 발생할 수 있는 암의 종류는 250가지나 된다고 한다. 또 같은 종류의 암이라도 각각의 경우에 따라서 치료 방법에 차이가 있기 때문에, 일단 암이 의심되거나 진단된다면 전문의료진이 있는 병원에서 처음부터 치료를 시작하는 것이 매우 중요하다.

암 환자의 경우 대부분 처음 수술이 중요하며, 가능하면 처음에 근치적 수술이 완치의 기초가 된다. 나의 경우 대장암을 복강경 수술도 가능했지만, 상의 끝에 개복수술로 갔고 6개월간 항암주사를 맞는 방법을 택하였다.

미국이 경우 암 환자 중 40%는 수술만으로 완치가 가능하고, 25%는 근치수술 후에도 재발 가능성이 많은 암이거나 기수가 높아 수술 후에도 암센터 등 전문의료진에게서 항암제 치료나 방사선 치료를 해야 할 필요가 있었던 것으로 보고되었다.

그 예로 유방암 2기는 근치수술 후에도 항암제를 사용함으로써 완치율을 배가시킬 수 있다. 나머지 35%의 환자는 처음 진단 때부터 암세포가 온 몸에 퍼져 있어 수술이나 방사선 치료가 불가능한 경우인데, 이 중 20%는 최근 개발된 항암제 투약으로 완치시킬 수 있거나 장기

생존이 가능한 것으로 나타나고 있다. 그밖에 췌장암, 간암, 폐암 등이 15%로 그동안 불치의 암이라고 했으나 점차 완치 또는 장기 생존율이 높아가고 있다고 한다.

  물론 암 치료를 위해서는 예방에 대한 계몽이 먼저 시작되고, 식생활 개선, 금연 등 전 사회가 참여하는 공동노력이 있어야 한다. 또한 암은 예방이 가장 중요하며, 암이 발생하더라도 조기에 발견만 한다면 완치될 수 있다. 세계적으로 같은 경향이지만 조기에 발견하면 50~60% 정도는 완치된다고 본다. 우리나라 사람들이 일단 암으로 진단되면, 마치 사형 선고라도 받은 것처럼 생각하고 치료를 포기하는 경향이 있거나 출처가 불분명한 약들에 의지하려 하거나, 특히 사이비 종교인들에게 의지하려는 경향이 있는데, 이것은 암을 이겨내는 데 아무 소용도 없는 장애물에 불과한 것이다.

약으로 완치시킬 수 있는
암도 있다_

🌀대부분의 암은 조기에 진단해서 발견하면 외과적으로 제거해 주어야 완치되는 것이 사실이나, 몇 가지 암은 처음부터 전신에 퍼져 있어 외과적인 방법이 불가능하고, 약물로 치료해야만 완치되는 것도 있다.

예컨대, 백혈병 같은 경우는 피에서 생기는 암으로 수술이 불가능하고 약물로만 치료가 된다. 30여년 전만 해도 일단 급성 백혈병이라고 하면 사형 선고로 생각했는데, 최근에는 항암제가 많이 발전해서 어린이에게서 발생하는 급성 임파선 백혈병은 50~60% 정도가 완치되고 있다는 것이다.

어린이가 빈혈이 생기고 피부에 출혈 반점이 나타나며, 코피가 나거나 피하 출혈이 생기면 일단 백혈병으로 의심해야 하며, 임파선이 동시에 부어오르면 더욱 이 병을 의심해야 한다. 때로는 가벼운 빈혈이 있으면서 계속 팔다리가 아프다고 호소하는 경우도 있다.

이럴 때는 전문의를 찾아가서 혈액 검사를 하면 쉽게 진단된다. 백혈병은 약물 치료로써 완전히 백혈병 세포를 몸에서 씻어내고, 그 다음에 재발되지 않도록 계속 항암제를 복용하면 완치가 가능하다. 그러나 어린이의 급성 골수성 백혈병이나 성인의 급성 백혈병은 약물 치료로써 일단 백혈병을 없애 준 다음, 재발을 막기 위해서 형제의 골수를 뽑아 이식시켜 주는 골수 이식 방법으로 근래에는 완치율이 매우 높아지고 있다.

다음은 임파선암으로, 처음 증상은 대부분의 경우, 목 부위의 임파선이 딱딱하게 부어오르게 된다. 이때 간단히 임파선을 떼어 보면 진단이 된다. 이 중에서 호치킨씨병인 임파선암은 방사선 치료로 90%가 완치되며, 전신에 퍼져 있을 경우라도 약물을 써주면 60% 이상 완치가 가능하다고 한다.

임파선암 중 처음부터 전신에 퍼진 상태에서 발견되는 경우, 즉 열이 높고 체중 감소가 심하면서 임파선이 커지는 악성 임파선암도 약물을 사용하면 50% 정도는 완치가 되는 것으로 보고되고 있다.

다음은 우리나라에서 많은 융모상피암인데, 이 암은 인공 유산이나 산후에 태반이 자궁 내에 남아 있다가 암이 된 것으로, 악성 암이므로 치료하지 않으면 2~3개월 내에 사망하는 무서운 암이다.

포상기태나 유산을 경험한 부인은 자궁출혈이 있을 때 유산으로 생각하고 병원을 찾는다.

융모상피암은 처음부터 폐로 퍼져 호흡 곤란 증상을 일으켜 병원에 가는 수도 있다.

　때로는 임신 증상이 있다가 피가 보이며, 포도알 같은 것이 자궁에서 많이 빠져 나오는 경우도 있다. 이때도 태반에서 생기는 암으로 보고 곧 치료해야 한다는 것이다. 융모상피암이 되어 폐에 퍼져 있더라도 항암제를 쓰면 거의 90% 정도는 완치된다고 한다.

방사선 요법과 약물 요법의
획기적 발달_

여러 가지 암 중에서 조기에 발견되면 수술을 함으로써 완치되는 경우가 많다. 또한 불행하게도 암이 퍼져 있는 경우에 발견되거나 수술을 했는데도 완전히 제거되지 못했을 경우, 그리고 수술 이후 재발할 경우라도 방사선 치료와 함께 항암제를 투여해 줌으로써 완치되거나 생명을 상당 기간 연장할 수 있는 경우를 많이 볼 수 있다.

내가 다니는 교회의 교우들 중에도 암이 전신에 퍼져서 치료 불가능한 것으로 보였는데도, 의사의 권유에 따라 방사선 요법과 약물 요법을 동시에 진행하여 완치에 가까운 효과를 본 경우를 많이 보았다. 특히 두 분의 여성 교우는 유방암이었는데, 조기에 발견하여 수술해 완치된 경우와 암세포가 퍼져 방사선 치료를 받으면서 항암제를 투여해서 높은 치료 효과를 본 경우가 있었다. 또 한 분은 특히 유방암 수술을 하고 난 뒤 1년 만에 재발해서 폐에 전이가 되었는데, 방사선 치료와 항암제를 먹고 완치가 되었다.

무서운 폐암의 경우도 대부분 조기 진단하여 수술을 해야 완치되는데, 그 중에서도 소세포성 폐암은 항암제와 방사선 치료의 반응이 좋기 때문에 장기 생존이 가능하다. 이같은 항암제가 발달하기 전에는 6개월 이내에 모두 사망하는 것이 통례였다고 한다.

  우리나라에서 가장 발생 빈도가 높은 위암이나 간암의 경우 항암제를 사용해도 그 효과가 크지는 못하였다. 그러나 위암의 경우 수술 후 재발했거나 수술이 불가능할 때도 최근엔 항암제가 발달되어서 크게 효과를 보는 경우가 많다.

  간암 역시 치료가 더욱 어려운 것이 사실이지만, 때로는 항암제의 반응이 좋아서 장기생존율이 높아지고 있는 추세라고 한다. 앞으로 치료 방법도 발전되고, 특히 조기 발견할 수 있는 영상 기기도 새로 개발되어 사용되므로 암의 예방과 치료에 큰 희망이 보이고 있다는 것이 전문의들의 보고이다. 또한 항암제의 개발이 혁신적으로 이루어지고 있어 암의 완전 정복의 날도 머지않다는 것이다.

가족의 적극적 협조와
국가 시책의 중요성_

●암은 예방이 가장 중요하다. 만약 암이 가족 중에서 발생된다면 절대로 당황해선 안 된다. 암은 누구나 발병할 수 있는 병이고 이제는 불치병도 아니므로, 전문의를 찾아가 조기 진단에 힘쓰고 치료를 통해 완치시키는 노력이 필요하다. 나의 경우 처음 암을 진단받았을 때 나보다도 아내가 더욱 침착했던 것으로 기억하고 있다. 의사선생님의 지시에 따랐고, 환자인 나에게 반드시 완치될 것이라는 희망을 심어 주었던 것이다. 내가 용기를 얻었던 것 가운데 하나는 이와 같은 아내의 적극적인 협조가 아니었나 싶다.

암은 조기 진단을 위해서 여러 가지 증상에 유의했다가 의심이 가면 곧바로 전문의를 찾아가 상의하고 진찰받는 것이 필요하다. 하지만 무엇보다도 아무런 증상을 못 느낀다 하더라도 적어도 1년에 한 번 정도는 정기적으로 검진을 받는 것이 모든 병을 예방하는 지름길임을 잊지 말아야 할 것이다.

요즘은 국민건강보험 제도가 잘 되어 있기 때문에 적은 비용으로 짧은 시간 내에 검진을 받을 수 있다. 따라서 누구나 한 해에 한 번, 하루에 검진이 가능하고 비용도 본인 부담이 적은 것이 사실이다.

만약 평소에 다른 곳에는 특별한 증세가 없는데 소화가 계속 안 된다면 간단하게 위 사진만 찍어 보면 금방 진단이 나올 수 있으며, 기침이 계속된다면 폐 사진을 찍어 보아야 할 것이다. 부인들의 경우는 자궁 세포 검사를 정기적으로 받으면 얼마든지 조기 검진이 되는 것이다.

그리고 일단 암이 의심되면, 나의 경우를 보아도 먼저 조직 검사를 통해서 확진을 받아야 하며, 암을 의심하는 단계에서 조직 검사 없이 자기가 진단하거나 또는 사약(私藥) 등을 사용하면 완치할 기회를 잃게 된다. 암이 확진되면 큰 병원으로 가서 다시 새로 최근에 개발된 CT, PET 등을 통한 검사를 받고 전문가로부터 정확한 치료를 받아야 한다. 옛날처럼 암이라고 하면 마치 사형 선고라도 받은 것처럼 풀이 죽어 아예 치료를 포기하는 일이 있어서는 안 된다. 우리나라 각 전문기관은 암은 무슨 암이든 치료할 수 있는 인적 자원과 치료 장비와 약이 준비되어 있다고 보면 된다. 무조건 의사를 믿고 치료에 환자가 적극 동참하여 완치된 모습으로 병원을 나서겠다는 마음가짐이 중요하다.

대부분 암은 수술로써 암 부위를 제거해내고 필요에 따라 방사선 요법과 약물 요법을 겸하여 치료함으로써 완치율을 높게 하고 있다. 물론 약물만으로 치료를 하는 경우도 있다.

나의 경우 수술로 암 덩어리가 있는 대장의 10cm를 절제해 내고 6개월간 항암주사를 맞고 1년간 항암제를 먹는 과정을 거쳤다.

　지금은 예전과 달라서 암이라는 것이 발견되면 환자에게 감추지 않고 있는 그대로 설명해 주고 있다고 한다. 그것이 오히려 환자가 더 적극적으로 치료를 받으려고 하고, 따라서 완치율도 높아진다는 것이다.

　암 치료는 그렇게 쉬운 것이 아니다. 방사선 요법이나 약물 요법 모두 힘들고 어렵다. 하지만 그렇기 때문에 자기가 중병을 앓고 있다는 사실을 인식할 수 있고 그래야만 효과적인 치료도 가능하다.

　때에 따라서는 암 치료가 많은 경비와 시간이 필요하기 때문에 국가의 정책적 배려가 필요한 것이 사실이다. 현재는 많은 암 환자들이 본인 수가가 5%에 미치지 않기 때문에 큰 혜택을 보고 있다. 하지만 아직도 보험 혜택을 많이 받지 못하는 분야도 있다. 앞으로 보건복지 분야에 더 많은 예산을 책정해서 글자 그대로 복지국가가 됨으로써 암 환자를 도와주었으면 하는 바람이다.

암 예방을 위한 12가지 수칙

❶ 인스턴트 식품은 피할 것

❷ 균형 잡힌 영양을 섭취할 것

❸ 과식을 피할 것

❹ 과음을 하지 말 것

❺ 금연을 할 것

❻ 적정한 비타민A, C, E와 섬유질을 많이 섭취할 것

❼ 맵거나 짠 것, 너무 뜨거운 것을 먹지 말 것

❽ 탄 음식은 먹지 말 것

❾ 곰팡이가 핀 것은 먹지 말 것

❿ 너무 햇볕을 쬐지 말 것

⓫ 과로를 피할 것

⓬ 몸을 늘 청결하게 할 것

〈자료출처: 최신가정의학백과, 처음〉

암, 나는 이렇게 극복했다

6 암이 가져다준 삶의 변화

- 간증에 나서다
- 감사와 기도하는 마음으로 살자
- 느림의 미학(美學)
- 철저한 소식주의(小食主義)
- 가족과 더 많이 갖는 여가생활
- 잘 먹고 잘 싸고 잘 자자

간증에 나서다_

●내가 수술한 지 만 1년이 되었을 때였다. 내가 다니는 교회에서 소망부 노인 100여 명을 대상으로 간증을 해달라는 요청이 왔다. 간증 내용은 어떻게 암이 발병하게 되었고, 수술 후 건강관리는 어떻게 하고 있는지를 설명해 달라는 것이었다. 나는 주저하지 않고 그들 앞에 섰다. 그리고 하나님의 은혜로 수술을 잘 받았고 그동안 시행된 항암치료 과정과 얼마 있으면 정기 검진을 하게 된다고 설명했다.

그 일이 있은 지 한 달쯤 지나서 이번에는 남전도회 연합수련회에서 200여 명의 남자 성도들을 대상으로 간증을 하게 되었다. 그 자리에서 나는 '하나님의 은혜'라는 제목으로 약 1시간에 걸쳐 간증을 했다. 다음은 그날 간증한 내용이다.

『긍휼의 하나님 아버지! 오늘 이 시간 하나님의 자녀로 하여금 신앙의 성숙을 위한 남전도회 연합수련회로 모이게 하심을 감사드립니다. 특별히 이 시간, 성도 여러분들 앞에서 '하나님의 은혜'라는 제목으로 간증하도록 인도하여 주심을 감사드립니다.

　은혜의 하나님! 오늘 여기 이 자리에 함께한 모든 분들의 건강을 지켜 주시고 그럼으로써 하나님의 은혜에 감격하면서 일생을 살아가는 주님의 신실한 일꾼들이 되게 인도하여 주옵소서. 거룩하신 예수님의 이름으로 기도드립니다. 아멘!

　반갑습니다. 그리고 반갑습니다. 약 2주일 전쯤이었습니다. 학교 연구실에서 기말고사 채점을 하고 있는데 수련회 준비를 하시는 어느 집사님으로부터 이번 수련회에서 1시간 정도의 '특강'을 해달라는 부탁을 받았습니다. 주제는 자유라고 했습니다. 무척 반가웠고 감사했습니다. 하지만 선뜻 그렇게 하겠노라고 대답할 수가 없었습니다. 이유는 간단했습니다. "수련회에서 '특강' 이라니? 그것도 장로님, 집사님들을 상대로?"교회 출석 경력(?)을 봐도 저보다 몇 배나 더 많으시고, 신앙심에서도 여러분들이 대학원생이라면 저는 이제 초등학생에 지나지 않는데 감히 '특강'을 하라니, 어디 가당키나 한 일인가요? 혹시 대학생들을 상대로 하는 행정학 강의라거나 인간관계와 리더십이나, 아니면 국제정세와 한국의 미래라는 주제라면 몰라도 말입니다. 난감했습니다. 그래서 제가 제안을 했습니다. '특강'이라는 말 대신 '간증'으로 하고, 주제도 '하나님의 은혜'로 한다면 말씀드리겠다고 약속했습니다. 그래서 이 자리에 서게 됐습니다. 그래도 지금 무척 흥분되고 떨립니다. 왜냐하면, 제가 드리는 말씀이 여러분들께 은혜가 되어야 하는데 하는 걱정이 앞서기 때문입니다. 그래도 일단 저에게 1시간이라는 시간이 주어졌으니까 최선을 다해서 말씀드릴까 합니다.

저는 글 쓰는 일을 하다 보니 종일 단어 놀이를 하는 경우가 많습니다. 단어의 속뜻을 헤아려 보기도 하고 그 말이 적용되는 곳에 대해서도 알아 보기도 합니다. 그런데 단어라는 것이 세월이 흐르면 오래 된 생선과 같아서 상한다는 것을 알았습니다. 하지만 몇 가지 단어 중 '은혜'라는 단어는 영구히 변하지 않는다고 생각했습니다. 이 단어는 거대한 암반처럼 우리의 자랑스러운 문명을 떠받치고 서서 모든 것은 우리의 노력을 통해서가 아니라 하나님의 은혜로 주어지는 것임을 일깨워 줍니다.

이 단어가 어떻게 사용되고 있는지 보겠습니다. 식전에 감사기도를 드리는(say grace) 이들이 많은데, 이는 일용할 양식을 하나님의 선물로 인정하는 것입니다. 우리는 타인의 친절에 고마워하고, 반가운 소식에 기뻐하며, 성공했을 때 축하받고, 손님을 정중하게 모십니다. 식당에 가서 서비스가 맘에 들면 팁을 놓고 나옵니다. 이 모든 사례마다 과분한 것을 받은 자의 순수한 기쁨이 배어남을 우리는 볼 수 있습니다.

영국의 영어 용례에는 이 단어의 신학적 기원이 짙게 암시되어 있습니다. 시민들은 왕을 폐하(your grace)라고 부릅니다. 옥스퍼드나 케임브리지 학생들은 수강 신청을 할 때 일부 과목의 면제 혜택을 받는 경우 이를 'receive a grace'라고 하며, 국회가 죄수를 풀어 주는 것을 '사면령(act of grace)'을 발표한다고 합니다.

또 출판사들이 1년간 잡지를 구독하면 구독이 끝난 후에도 몇 권의 책을 더 받을 수 있는 메리트를 주는데 '얹어주기(grace) 정책'이라고 하고, 신용카드나 렌트카 업소, 대출기관 등이 모든 고객에게 별도의 지불유예기간(grace period)을 준다고 하는데, 모두 신학적 의미가 담겨 있음을 알 수 있습니다.

반대말에서도 배울 게 있습니다. 영자신문에 보면 공산주의의 타락을 'fall from grace'라고 표기합니다. 은혜를 모르는 사람은 '배은망덕(ingrate)'이라고 하고, 심하게는 '불한당(disgrace)'이라고 욕합니다. 이런 영어 용례를 보면 '은혜'란 분명 놀라운 단어임에 틀림없습니다. 이 시대 우리에게 매우 필요한 말이기도 합니다.

세상은 자기도 모르는 사이 '은혜'에 목말라 하고 있습니다. 필립 얀시가 지은 〈놀라운 하나님의 은혜〉(원제는 'What's So Amazing about Grace?')가 미국 복음주의 기독교출판협회로부터 '올해 최고의 책'으로 선정될 정도로 베스트셀러가 된 일이나, 찬송가 405장 '나 같은 죄인 살리신(Amazing grace)'이 작곡된 지 200년이 훨씬 넘도록 각종 순위에서 톱에 진입하는 것도 그렇게 놀랄 일이 못됩니다. 특히 이 찬송은 존 뉴턴이 영국 벅스의 '올니'라는 곳에서 자신의 회심과 그리스도인으로서의 삶에 대한 간증으로 지은 시인데, 1779년 '올니 찬송가'에 '아버지의 회고와 기대'라는 제목으로 처음 수록되었다고 합니다. 그 노래는 다음과 같습니다.

나 같은 죄인 살리신 주 은혜 놀라워

잃었던 생명 찾았고 광명을 얻었네

큰 죄악에서 건지신 주 은혜 고마워
나 처음 믿은 그 시간 귀하고 귀하다

이제껏 내가 산 것도 주님의 은혜라
또 나를 장차 본향에 인도해 주시리

거기서 우리 영원히 주님의 은혜로
해처럼 밝게 살면서 주 찬양하리라

　안식처 없이 표류하는 세상에 믿음의 닻을 내리기에 '은혜'만큼 좋은 곳은 없습니다.
　고든 맥도날드(Gorden Mac Donald)라는 학자는 이렇게 말했습니다. "웬만한 일에는 세상도 교회 못지 않거나 교회보다 낫습니다. 집을 지어 주고 가난한 자를 먹여 주고 아픈 사람을 고쳐 주는 일은 굳이 교인이 아니어도 할 수 있습니다. 그러나 세상이 못하는 일이 하나 있습니다. 세상은 '은혜'를 베풀 수가 없는 것입니다."라고 했습니다. 이것은 교회가 맡아야 할 절체절명의 사명을 지적한 말입니다. 세상에서 '은혜'를 찾을 곳이 교회 말고 또 어디 있겠습니까?
　세상은 은혜 없는 일들이 많습니다. 저녁 뉴스를 보면 전쟁, 폭력, 경기 불황, 종교 갈등, 법정싸움, 가정 파괴 등으로 얼룩진 모습들이 비춰지고 있습니다. 안타깝게도 나는 교회에서도 "비은혜"의 현장을 목격할 때가 있습니다. 한 마디로 은혜를 찾아 들어선 교회에서 "비은혜"만 받고 가는 일이 있는 것입니다.

얼마 전에 있었던 일입니다. 어느 이혼한 여자가 어린 딸과 함께 교회 본당 앞에 서 있는데 전도사님이 다가오더니 "이혼하셨다고요? 이해가 안 가네요. 자매님이 예수님을 사랑하고 남편께서도 그렇다고 들었는데, 왜 그러셨어요?" 하고 묻더랍니다. 평소 자기에게 말도 잘 안 하던 전도사님이 딸도 있는 자리에서 그렇게 매몰차게 면박을 주자, 그 여자는 그만 기가 질리고 말았습니다. 그렇잖아도 남편과 자기 둘 다 주님을 진정으로 사랑하는데도 부부관계가 손 쓸 수 없을 만큼 파국으로 치달아 마음이 무척 아픈데 그냥 자신을 안아 주면서 "정말 안됐습니다. 하지만 용기를 내시기 바랍니다."라고 격려해 주었다면 얼마나 은혜가 되었겠느냐고 말하더랍니다.

주일 아침 교회에서 한 꼬마 아이가 엄마와 함께 예배를 드리러 온 모양인데 그 꼬마가 사람들을 하나씩 쳐다보면서 웃고 있었습니다. 아이는 소리를 내거나 뒤척이지도 않았고 더욱이 떠들지도 않았으며, 그냥 모든 것이 신기하고 좋아서 그저 웃고만 있었던 것입니다.

그런데 엄마는 아이한테 뭐라고 했는지 아십니까? "얘! 그만 좀 웃어! 여긴 교회란 말야" 하고는 아이를 한 대 쥐어박는 것이었습니다. 그리고는 아이의 눈에 눈물이 고이자 엄마는 "차라리 그게 나아"라고 덧붙이더니 다시 기도하는 자세로 돌아갔습니다. 어처구니가 없는 일이지요. "온 세상이 울고 있으니 너도 이제부터라도 울어!"라고 하는 말로 들렸습니다.

기뻐하시는 하나님, 웃으시는 하나님, 우리를 지으실 만큼 유머 감각이 있으신 하나님이신데… 이래도 되는 것일까요? 우리들은 통념상 교회에서는 조문객처럼 엄숙하고, 비극을 연기할 때처럼 비장한 모습을 지어 보여야 하는 것으로 잘 못 알고 있습니다. 특히 소중한 것을 전부 가져다 바치면 믿음이 좋은 것인 줄 아는 성도들을 간혹 만날 때가 있습니다. 이 얼마나 어리석은 일입니까? 이 아이가 교회에서 웃을 수 없다면 어디로 가란 말입니까?

저는 '은혜'에 관한 전문가는 아닙니다. 하지만 일평생 살면서 누구보다도 훨씬 많은 하나님의 은혜를 받았다고 생각합니다. 그것도 아주 놀라운 하나님의 은혜를 얼마 전에 듬뿍 받았습니다. 대장암이라는 무서운 병에 걸려 치료하는 과정에서 하나님의 사랑이 얼마나 높고 깊은지를 알게 된 것입니다.

제가 대장암에 걸렸다고 통고를 받은 것은 지난해 6월 28일이었습니다. 다행히 초기암이었습니다. 수술 일자가 7월 1일 12시 30분으로 잡혔습니다. 처음엔 저도 하늘이 노래 보였습니다. 제 아내 역시 한동안 말을 잇지 못하는 것 같았습니다. 아내는 저에게 이 모든 것이 '하나님의 은혜'라는 믿음을 심어 주려고 무척 애를 쓰는 것 같았습니다.

"여보! 너무 걱정하지 마세요. 하나님께서는 당신을 너무 사랑하시니까 반드시 치료해 주실 거예요. 보세요. 당신을 장립집사로 부르셨잖아요? 그리고 하나님께서 당신을 좋은 일꾼으로 쓰시기 위해 당신을 다듬고 연마하시는 거예요. 이게 다 하나님의 은혜세요. 하나님을 믿으시지요? 아니 반드시 믿으셔야 해요. 알았죠?"

그래도 아무런 반응이 없자, 어디서 들었는지 다음과 같은 이야기로 초조해 하고 있는 나의 긴장을 풀어 주려고 했습니다.

한 성도가 늘 몸이 아프다는 핑계로 교회에 잘 나오질 않았대요. 하루는 목사님이 그 집을 심방 가셔서 "내가 성도님 병을 고칠 수 있는 약을 알려 줄 테니 예수님을 잘 믿겠느냐"고 하셨답니다. 그 성도는 귀가 솔깃해서 "그럼요" 하고 대답했습니다. 그러자 목사님은 기다렸다는 듯이 "이제 약을 두 첩을 줄 텐데 한 첩은 구약이고, 다른 한 첩은 신약이에요. 이 약은 만병통치약이라 육신은 물론 영혼까지도 고칠 수가 있습니다."라고 하시면서 새 성경책을 주셨답니다. 아내는 그리고는 "여보! 만병통치약 한번 드셔 보시겠어요?" 하더니 집에서 가져온 제 성경책을 넘겨 주었습니다.

저는 히브리서 11장 29절에서 31절을 읽었습니다. "믿음으로 저희가 홍해를 육지같이 건넜으나 애굽 사람들은 이것을 시험하다가 빠져 죽었으며, 믿음으로 칠일 동안 여리고를 두루 다니매 성이 무너졌으며, 믿음으로 기생 라합은 정탐꾼을 평안히 영접하였으므로 순종치 아니한 자와 함께 멸망치 아니하였도다."

저와 아내는 하나님의 은혜에 감사하는 기도를 간절히 드렸습니다.

"은혜의 하나님 아버지! 제가 암이라는 몹쓸 병을 앓고 있다고 합니다. 곧 큰 수술을 받아야 합니다. 하나님! 죄 많은 저를 불쌍히 여기시어 병마와 싸워 이길 수 있다는 믿음을 주시기를 원합니다. 주님! 주님께서는 보잘 것 없는 저를 장립집사로 부르시지 않았습니까? 그것은 앞으로 저를 하나님 나라를 확장하는 데 일꾼으로 쓰시기 위한 것이 아니었습니까? 하나님의 능력의 힘으로 안수하시어 병마와 싸워 이겨낼 수 있는 은총을 베풀어 주시옵소서."

바로 그때였습니다. 하나님의 음성이 들리는 듯했습니다. "너의 병은 사탄의 시험이니라. 전혀 두려워하지 말거라. 말씀을 무기로 삼으면 사탄의 시험쯤은 얼마든지 이겨낼 수 있느니라." 그때 저는 예수님이 사탄의 시험을 받았지만 이겨내셨다는 성경말씀을 기억해 냈습니다. 저절로 힘이 솟는 듯했습니다. 기도는 계속되었습니다. "평강의 하나님! 이 불쌍한 죄인을 주님의 날개 아래에 보호하여 주시고, 권능의 손길로 병마에서 벗어날 수 있도록 어루만져주옵소서."

기도를 끝내고 나니 좌불안석이던 저의 마음이 가라앉는 것 같았습니다.

수술 당일이 되었습니다. 저는 이사야 41장 10절을 몇 번이고 읽었습니다. "두려워 말라. 내가 너와 함께함이니라. 놀라지 말라. 나는 네 하나님이 됨이니라. 내가 너를 굳세게 하리라. 참으로 너를 도와 주리라. 참으로 나의 의로운 오른손으로 너를 붙들리라." 성경을 읽는 사이 저의 마음은 점점 담대해져 가고 있었습니다.

수술이 끝나고 마취에서 깨어났을 때 아내는 수술이 성공적으로 끝났다고 알려 주었습니다. 그리고 아내는 목사님과 교회 교우들 모두가 하나님께 간절히 기도했기 때문에 하나님의 놀라운 은혜를 받게 된 것이라고 말해 주었습니다.

제가 다니던 대학의 교목이셨던 백리언 목사님이 채플 시간에 이런 말씀을 한 것이 기억납니다. "하나님은 우리에게 무조건적으로 사랑을 베푸십니다. 우리는 주시는 사랑을 거저 받고 있습니다. 그러므로 우리도 주님을 무조건적으로 믿고 사랑해야 합니다."

예수님은 은혜에 대한 우리의 본능적 저항을 잘 알고 계셨던 것 같습니다. 그래서 '은혜'에 대한 이야기를 더 자주하셨음을 알 수 있습니다. 선한 사람에게나 악한 사람에게나 고루 비추는 햇빛, 심지도 않고 거저 먹고 사는 새, 가꾸는 이 없어도 험한 산자락에 절로 피는 꽃 등 우리에게 하나님의 은혜로 가득찬 세상을 보여 주셨습니다. 예수님은 비유, 즉 이야기를 통해 우리에게 은혜를 전해 주셨습니다. 예수님의 비유에 나오는 하나님은, 체신조차 버리고 뛰어나와 집안의 재산을 반이나 탕진한 아들을 끌어안는 아버지의 모습입니다. "이제 정신 차리겠느냐"는 식의 근엄한 훈계도 없었습니다. 오히려 아버지의 가눌 수 없는 기쁨 - "내 아들은 죽었다가 다시 살아났으며 내가 잃었다가 다시 얻었노라"(누가복음 15:24) - 에 흥겨운 한 마디가 뒤를 잇는다. "저희가 즐거워 하더라" 용서를 가로 막는 것은 하나님의 침묵이 아니라 "아직도 상거가 먼데 아버지가 저를 보고 측은히 여겨"(누가복음 15:20) - 우리의 침묵입니다. 하나님은 언제나 팔을 벌리고 계시는데 우리가 등을 돌릴 뿐은 아닌지 모르겠습니다.

예수님이 보여 주신 하나님의 모습은 외견상 훌륭한 종교 지도자를 멀리 하시고 오히려 "하나님이여 불쌍히 여기옵소서"(누가복음 18:13) 하고 부르짖는 평범한 죄인을 만나 주시는 모습입니다. 사실 성경 어딜 보더라도 하나님은 '착한' 사람들보다는 '진실한' 이들을 훨씬 좋아하신다는 것을 알 수 있습니다. 예수님의 말씀을 들어 보면 "죄인 하나가 회개하면 하늘에서는 회개할 것 없는 의인 아흔아홉을 인하여 기뻐하는 것보다 더하리라."(누가복음 15:7)고 하십니다.

예수님이 돌아가시기 전에 마지막으로 하신 일 중 하나는 십자가에 달린 강도가 순전히 두려움에서 벗어나고자 회심하는 줄 아시면서도 그를 용서하신 것입니다. 이 강도는 앞으로 성경을 공부할 것도 아니고, 회당이나 교회에 나갈 것도 아니며, 자기가 피해를 입힌 사람들을 찾아가 죄를 빌 것도 아니었습니다. 단순히 "예수여… 나를 생각하소서"(누가복음 23:42~43) 하고 말한 것 뿐인데 예수님은 "오늘 네가 나와 함께 낙원에 있으리라"고 약속해 주셨습니다. 이것은 '은혜'가 우리의 행위에 달린 것이 아니라, 하나님이 하신 일에 달려 있는 것임을 보여 주는 또 하나의 충격적인 사건인 것입니다.

신학자 칼 바르트(Karl Barth)는 수천 페이지에 달하는 〈교회교의학(Church Dogmatics)〉을 집필한 후 결론적으로 하나님을 간단히 이렇게 정의했다고 합니다. 즉, '사랑하시는 분'이라고 말입니다. 저는 수술 후 1년이 된 지난 7월 1일 정밀 검사를 받았습니다. 결과는 '퍼펙트 하다'였습니다. 하나님은 여러분과 함께 동행하시며 기억하고 계시리라 믿습니다.

　기도드리겠습니다. 항상 우리에게 사랑과 은혜를 주시는 하나님 아버지! 주님의 말씀을 사모하여 이렇게 이른 아침 주 앞에 나와 앉은 우리 남전도회 성도 모두에게 축복을 내려 주시옵소서. 그리고 가정 가정마다 권능의 손길을 펼치시어 그 가정이 날마다 평안과 희락이 넘치게 하옵소서. 수련회를 위해 섬기는 임원 모두에게 주님의 은총이 늘 충만하기를 간절히 기원합니다. 그리고 보이지 않는 곳에서 수고하시는 귀한 손길들을 기억하시고 그들의 헌신을 통해 이 수련회에 참석한 모든 영혼들이 은혜 받고 돌아갈 수 있도록 주장하여 주옵소서. 빛이 되시는 예수 그리스도 이름으로 감사하며 기도드립니다. 아멘!」

감사와 기도하는 마음으로 살자_

● 암이 가져다준 나의 삶의 변화 중 가장 큰 변화는 내가 감사와 기도하는 마음으로 살게 된 것이다. 물론 그 전에도 감사한 마음을 갖지 않은 것은 아니다. 기도생활도 계속된 것이 사실이다. 하지만 이번만큼 범사에 감사할 줄 알고 기도의 힘을 알면서 기도생활을 한 적은 없었다.

나의 생활자세는 데살로니가전서 5장 16~18절에 나오는 사도 바울의 말씀에 따랐다. "항상 기뻐하라. 쉬지 말고 기도하라. 범사에 감사하라. 이는 그리스도 예수 안에서 너희를 향하신 하나님의 뜻이니라."

아주 간결한 이 말씀 속에서는 나의 신앙생활 자세를 명시해 주었다. 사실 진정한 신앙인이라면 그렇지 않은 사람과 어딘가 분명히 다른 데가 있어야 한다. 신앙인이 비신앙인과 꼭 같다고 한다면 굳이 신앙인이라는 말을 붙일 필요도 없고 붙여서도 안 될 것이다.

나는 지금도 늘 기쁜 마음으로 살고 있다. 고난을 당하고 불행을 만났을 때에도 기쁨의 심정을 잃지 않았다. 또 항상 기도하는 마음으로 살고 있다. 인간은 약한 존재다. 부족한 죄인이다. 그래서 기도가 필요한 것이다. 또 나는 모든 일에 감사하는 자세를 견지하려고 노력한다. 감사하는 마음으로 모든 것을 대한다면 이 세상의 모든 것을 감사하는 심정으로 받아들일 수 있기 때문이다.

특별히 나는 이번 암 수술과 치료 과정에서 기도의 힘이 얼마나 놀라운 은혜를 가져다주는지 체험했다. 수술 직전과 수술 후 나는 두 차례에 걸쳐 우리 교회 송태근 담임목사님으로부터 기도를 받았다. 그런데 그때마다 내 배에 올려 놓은 목사님의 손으로부터 아주 뜨거운 것을 느끼곤 했다. 그때 나는 하나님을 기도의 힘이 움직인다고 생각했다.

얼마 전 뉴욕 타임즈에 '하나님을 움직인 기도의 힘'이라는 기사가 실렸었다. 내용인즉 한국과 미국의 공동의료진이 불임 치료를 할 때 전혀 모르는 사람들이 기도를 해도 치료 효과가 높다는 연구 결과를 내놓았다고 한다. 의료진은 2년 동안 불임 치료를 받는 199명의 사진을 미국과 캐나다 및 호주에 거주하는 기독교 신자들에게 주고, 이들이 임신에 성공하도록 기도해 줄 것을 부탁한 뒤, 기도를 해 주는 사람이 없는 임산부 그룹과 임신 성공률을 비교했다. 그랬더니 기도를 해준 불임치료 여성들의 임신 성공률이 그렇지 못한 여성들보다 2배나 높은 것으로 나타났다는 것이다. 공동연구자의 한 사람인 로보 박사는 "연구 결과가 도저히 있을 수 없는 일처럼 느껴졌지만, 두 그룹 간 임신율 차이가 너무 커서 무시할 수가 없었다"고 토로했다고 한다.

과연 이 보도를 믿을 수 있을까? 아마 많은 사람들이 반신반의할 것이다. 나도 처음엔 그랬다. 하지만 성경을 통해 기도가 얼마나 위대한 것인가를 깨우치고는 그런 생각은 바로 바뀌었다.

성경은 우리에게 기도가 하나님과의 대화라는 것을 가르쳐 준다. 하나님은 우리에게 성경을 통하여 말씀하시지만, 우리는 기도를 통하여 하나님께 말씀드린다. 그래서 기도는 신앙생활을 하는 데 있어서 영혼의 호흡인 것이다. 우리가 만약 단 몇 분이라도 숨을 쉬지 못한다면 죽듯이 기도생활을 못한다면 우리들의 영혼은 메말라 죽게 된다.

성경은 기도를 믿음으로(마가복음 11:24), 전심전력으로(예레미야 29:13), 회개하는 마음으로(역대하 7:14), 순종하는 마음으로(요한1서 3:22) 해야 한다고 가르친다. 또한 우리에게 응답하는 기도와 버림받는 기도에 대해서도 여러 곳에서 가르쳐 주고 있다.

그런데 나는 수술이 잘 끝나고 중환자실로 옮겼을 때 심한 통증으로 고생을 하게 된 일이 있었다. 나는 통증이 엄습할 때 우리 죄값을 치르기 위해서 십자가에 못 박히신 예수님을 떠올리곤 했다. "예수님의 고통에 비하면 이까짓 통증은 아무것도 아니지 않느냐"고 생각하면서 감사기도를 드렸다. 주님의 은혜는 놀라웠다. 기도가 끝난 뒤 그렇게 심하던 통증이 한꺼번에 씻은 듯 사라진 것이다. 도저히 믿기지 않는 일이 일어났던 것이다. 주님은 고난 속에서 나에게 축복을 듬뿍 안겨 주셨던 것이다.

〈제2차세계대전〉, 〈가장 긴 밤〉 등을 집필한 작가 코넬리어스 라이언은 5년간 암으로 투병하다가 사망했다. 그는 투병 중에도 매일 아침

감격스러운 목소리로 기도를 드렸다.

"하나님 오늘도 좋은 날을 주심을 감사합니다."

라이언은 심한 고통을 겪으면서도 한결같이 기도를 드렸다.

하루는 그의 아내가 "무엇이 그렇게 감사하냐?"고 물었다. 그러자 라이언은 "나에게는 새 날을 맞는 다섯 가지 기쁨이 있는데, 첫째가 사랑하는 당신을 다시 볼 수 있다는 것이고, 둘째는 가족들의 음성을 들을 수 있기 때문이고, 셋째는 병들어 눕기 전에 작품을 탈고한 것이 감사하고, 넷째는 병마와 싸울 힘을 주신 하나님께 감사드리는 것"이라고 말했다고 한다.

하지만 그는 무엇보다도 다섯 번째로 감사한 것은 주님이 지금 자기와 가까운 곳에 계신다는 사실이라고 덧붙였다고 한다. 참 신앙인은 이렇게 죽음 앞에서도 빛을 발휘하는가 보다. 평온할 때는 모두가 참 신앙인인 것처럼 보인다. 그런데 신앙의 진위는 인생이 위기를 만날 때 가려진다는 것을 나는 이번 투병생활 속에서 깨달았다.

나는 그리스도인이라면 반드시 감사할 줄 알아야 한다고 생각한다. 비 크리스천이라고 해도 예외가 아니라고 생각한다. 성경은 감사의 생활을 가르치고 있다. "항상 감사하라"(에베소서 5:20), "범사에 감사하라"(데살로니가전서 5:18), "감사함을 넘치게 하라"(골로새서 2:7), "너희는 감사하는 자가 되라"(골로새서 3:15)고 말씀하신다.

그렇다면 누구에게 감사하고 무엇을 감사할 것인가? 먼저 감사의 대상은 하나님이다. 하나님은 천지만물의 창조주이시기 때문이다. 다음은 무엇을 감사할 것인가이다. 시편 기자는 "여호와께서 내게 주신 모든 은혜를 무엇으로 보답할꼬"(시편 116:12)라고 하였다. 또 사도 바울은 "네게 있는 것 중에 받지 아니한 것이 무엇이뇨"(고린도전서 4:7)라고 하였다. 진실로 우리에게 있는 것 중 하나님에게서 받지 아니한 것은 하나도 없다. 그러므로 하나님께서 주신 모든 것에 감사해야 한다.

나는 특별히 독생자 예수님을 주신 것에 감사해야 한다고 생각한다. 요한은 "하나님이 세상을 이처럼 사랑하사 독생자를 주셨으니"(요한복음 3:16)라고 하였고, 바울은 하나님께서 "자기 아들을 아끼지 아니하시고 우리 모든 사람을 위하여 내어주시니"(로마서 8:32)라고 하였다. 하나님께서 우리에게 주신 모든 것 중에 그 독생자 아들을 주신 것은 가장 크고 가장 귀한 것을 준 것이다. 예수 그리스도는 아버지의 거룩하신 뜻을 받들어 내 죄를 대신하여 십자가에 죽으심으로써 나는 속죄함을 받고 구원을 얻게 해주셨다. 세상에 이보다 더 큰 사랑, 더 큰 은혜가 어디 있겠는가? 그러므로 나는 항상 감사할 줄 아는 성도가 되어야겠다고 생각한다.

미국 뉴저지주의 한 시골 마을에서 있었던 일이다. 어떤 성도가 지붕을 고치기 위해 입에는 못을 물고 손에는 망치를 들고 사닥다리를 타고 올라가고 있었다. 그때 그는 갑자기 불어닥친 강풍에 균형을 잃고 땅바닥으로 떨어지고 말았다. 그런데 이 성도는 떨어지면서 놀란 나머지 그만 입에 물고 있던 못을 삼켜 버리고 말았다고 한다. 이를 본 동네 사람들이 달려와 부축해 주면서 "재수가 없어서 변을 당했군요. 빨리 병원으로 가세요."라면서 위로했다.

  이 성도는 병원으로 실려 가면서 "하나님! 정말로 감사합니다"라고 기도하고 있었다. 동네 사람들이 의아해 하자, 이 성도는 "아! 글쎄 못을 물고 있었으니 망정이지 만약 망치를 들고 있었다면 어떻게 되었겠어요? 망치가 입 속으로 들어가서 죽었을지도 모르는 일 아닙니까?"라고 말하더란다. 늘 감사하며 살아가는 참 신앙인의 생활자세를 엿볼 수 있는 일화 중 하나이다.

느림의 미학(美學)

●나는 수술 후 퇴원하면서 삶에 있어서 몇 가지 원칙을 스스로 정하고 실천하기로 마음을 먹었다. 그것이 앞서 말한 감사와 기도하는 마음으로 살고 여유있는 삶, 즉 슬로우 라이프 스타일(Slow Life Style)을 견지하며 살기로 한 것이다. 특히 되도록이면 제대로 된 휴가와 휴식을 갖기로 하고, 매사에 있어서 느림의 미학(美學)을 구현해 보기로 하였다.

그 첫 번째 방법이 가지고 있는 콘도 회원권을 자주 이용하여 물 맑고 공기가 청정한 지역을 방문하는 일이었다. 또 휴식은 말 그대로 나를 쉬게 하는 시간이 되어야 하기 때문에 젊었을 때처럼 허둥대거나 휴가 기간을 이용하여 친구들을 만난다거나 못 즐긴 취미 활동이나 하고 집안일을 거들어 주는 등의 얽매인 생활 스타일에서 벗어나기로 하였다. 나름대로 진정한 휴가와 휴식의 의미를 알게 된 것이다.

제일 먼저 찾아간 곳이 전북 부안 변산이었다. 변산은 바다와 들판 사이에 있었다. 누에처럼 낮고 길게 엎드려 있었다. 바깥쪽이 바다이고 안쪽은 들이다. 한쪽에선 파도가 어미젖을 빠는 강아지들처럼 구물구물 달려들고, 그 반대편에선 곡식들이 우우우 자란다. 해안 절벽 바위는 마치 잘게 썬 무채 같다. 시루떡이 켜켜이 겹쳐 있는 것 같기도 하고 수만 권의 책들이 가지런히 정돈된 것 같기도 했다. 바다는 떡을 먹으러, 아니면 책을 읽으러 우르르 몰려 왔다가 스스로 물러 간다. 채석강이라고 했다. 나는 이곳에서 완전한 휴식이라는 게으름을 피우고 있었다. 수술 후 항암주사를 맞는 중에서 찾은 곳이었다.

그해 가을 다시 축령산 숲길을 찾았다. 숲은 나무들의 세상 같았다. 새들의 세상이고 벌레들의 세상이었다. 사람인 나는 그저 손님일 뿐이었다. 손님은 손님답게 굴어야 대접을 받는다. 객이 주인이 될 수는 없는 일. 그러니 숲에서는 자세를 낮추어야 한다. 목소리는 작게 하고 발걸음도 팔자걸음으로 살살 걷는다. 그리고 숲이 주는 대로 받고 받은 만큼 감사했다.

숲은 참으로 조용했다. 그래서 행동보다는 사념(思念)이 앞서는가 보다. 그 깊은 침잠과 고요 덕분일게다. 그래서 숲은 사람이 휴식하기에 아주 좋은 곳이다. 청정한 숲 기운과 정직한 자연에 둘러싸여 게으름이란 여유와 휴식을 즐길 수 있었다.

나는 문득 토털칼로리 이론이 생각났다. 이 이론도 게으름, 즉 느림의 중요성에 무게를 더해 준다. 이 이론은, 인간은 태어날 때부터 사용할 수 있는 에너지 양이 있는데, 그 에너지를 사용하면 할수록 노화가 빠르게 진행되고, 결국엔 에너지가 다 소모되어 사망한다는 것이다.

다시 말해 여유가 없는 생활을 하는, 이른바 패스트 라이프 스타일(Fast Life Style)의 삶을 사는 사람은 칼로리가 빨리 소모되어 일찍 죽고, 반대로 슬로우 라이프 스타일(Slow Life Style)의 삶을 사는 사람은 칼로리의 소모가 더뎌 노화도 늦게 진행되므로 건강하게 오래 산다는 것이다.

비근한 예로 무릎 관절염으로 고생하는 주위 사람들을 보면, 젊어서 등산을 많이 다니는 등 무릎을 혹사시킨 경우가 대부분임을 알 수 있는 것과 같다. 그래서 나는 지금도 걸을 때 절대로 서두르는 일이 없다. 약속 장소에 가려면 전철역까지 걸어다니는데, 집에서 조금 일찍 출발하여 우리 조상님들이 즐기던 팔자걸음으로 다니고 있다.

축령산 숲길은 한여름에도 거닐면 좋다. 그늘진 숲속은 땡볕에 달궈진 숲밖 세상과 딴판이다. 어둡다고 느낄 만큼 숲 그늘은 짙고, 춥다고 느낄 만큼 숲 기운은 차다. 그 초록의 세상, 나는 그 녹음에 물들어 피부가 온통 초록빛으로 물들 것 같았다. 숲은 사람을 거부하지 않는다. 새들도 곤충도 아니 바람까지도 숲에서는 사람을 개의치 않는다. 그러니 도심에서 찌든 스트레스는 단 하루 만에 한 방에 날려 보낼 수 있다.

적당한 스트레스는 삶을 활기 있게 만들기도 하지만, 휴식이 없는 스트레스는 독이 된다. 아무리 빨리 일을 처리하는 것이 중요하고 휴일에 할 일이 많아도 쉬는 것만큼 중요한 일은 없다. 휴식은 건강, 즉 생명과 관계되는 일이니 이보다 더 중요한 일이 있는가. 특히 암 환자라면 충분한 휴식이 필요하다. 조금이라도 무리를 해서 몸살이 나서는 안 된다. 그래서 나는 아무리 급한 일이 있어도 내 몸 상태를 점검해 본 뒤 만사를 제쳐 놓고 휴식을 취한다. 온 몸이 나른해지고 기운이 없으면 휴식을 취하라는 신호다. 이 신호를 무시한다면 만성피로로 발전되고 결국 암이나 당뇨병, 간염, 빈혈과 같은 병을 유발한다고 한다. 뿐만 아니라 스트레스를 가져오고, 그 결과는 암을 유발하는 중요한 요인이자 노화를 촉진하며 면역력을 저하시킨다.

물론 하고 싶은 일을 하는 것은 상관없다. 미리 정해 놓은 스케줄대로 움직이지만 않으면 된다. 휴일이나 휴가 등의 시간을 내기 어려운 경우엔 매일 충분히 자는 것만으로도 스트레스를 막을 수 있다.

잠은 되도록 밤에 자도록 하는 것이 좋다. 그래서 낮에 적당한 운동을 해야 한다. 일찍 자고 일찍 일어나는 습관도 지속적으로 들여야 한다. 나는 적당한 운동으로 걷기를 한다고 했다. 여행지에 가서도 반드시 하루 만보는 걷는다. 그때 길은 나무늘보처럼 천천히 걷는다. 그래야 걷는 맛이 있다. 게으름뱅이처럼 해찰하며 걸어야 깨소금 맛이다. 빨리빨리 걸으면 마음이 뜬다. 뚜벅뚜벅보다 조금 느리게, 아니면 느릿느릿 가다 보면 바다 같은, 호수 같은 마음의 평화가 오는 것을 느낄 수 있다. 아주 느리게 라르고 가락으로 가다 보면 어느새 나도 잊고 길도 잊는다. 나도 없고 길도 없다. 걷고 난 뒤엔 허기와 달콤함으로 음식은 미식으로 느낄 수 있고 잠은 푹 자게 된다.

잠을 충분히 자지 못하면 각종 호르몬의 분비에 혼란이 생겨 암에 걸릴 확률이 그만큼 높아진다는 것은 이미 널리 알려진 사실이다. 반대로 충분한 잠은 호르몬을 균형 있게 분비시켜 암의 발생과 악화를 막아 준다고 한다.

면역체가 가장 활발하게 움직이는 것도 잠을 자는 시간이다. 충분한 잠은 면역체계를 강화해 질병을 예방하고 생명의 파수꾼 역할을 한다. 잠을 자도 깊은 잠을 자야 한다. 즉, 숙면을 취해야 한다. 만약 숙면을 못 취하면 육체의 기능이 저하되고 갖가지 질병에 쉽게 노출된다. 그러므로 마음을 비우는 생활이 중요하다. 특히 암 환자의 경우는 세상 걱정을 하지 말아야 한다. 가족들도 환자를 모든 걱정으로부터 해방시켜 주어야 한다. 환자 혼자 산속으로 들어가 생활하는 사람들의 얘기를 들어 봐도, 맑은 물과 공기도 좋지만 무엇보다도 세상과 담을 쌓은 것이 병을 치유하게 되는 것 같다고 했다. 명심해 둘 말이다.

철저한 소식주의(小食主義)_

●급속히 증가하는 대장암, 직장암, 유방암을 비롯한 암의 발생과 당뇨, 동맥경화, 고혈압, 심근경색과 원인 모를 면역질환 등 만성병의 대부분이 식생활과 관련된다. 이렇게 현대는 먹는 것이 원인이 되어 발생하는 질병을 앓고 있는 식원병의 시대이고, 잘못된 식생활 습관이 문제가 되어 질병이 되는 생활습관병의 시대라고 한다.

특히 어른들에게서만 발병한다고 해서 성인병이라고 불리던 것들이 이제는 만성병이나 식원병이라는 표현으로 대치되고 있다. 아이들에게서도 혈액암이 증가하고 당뇨병과 동맥경화증, 골다공증이 증가하고 있는 것이다. 그런데 이것보다 더 중요한 것은 많은 아이들에게서 잘못된 식사 습관으로 인해 성장과 면역에 장애가 발생하고 있을 뿐 아니라, 성격의 변화와 정신적인 문제까지도 일으키고 있다는 사실이다.

이처럼 현대의 식생활 문제는 그렇게 단순하지가 않다. 먹을 것은 충분해졌지만, 그로 인해 다른 고민거리들이 생기기 시작했다. 앞서도 지적했듯이 영양 과잉으로 인한 비만, 각종 질병의 유발, 식품 속에 함유된 유해 물질의 발견, 패스트푸드로 인한 문제 등이 우리 앞에 대두되고 있는 것이다.

식생활이 인체에 미치는 영향에 대해서는 이미 널리 알려져 있다. 음식은 먹는 순간 인체에 들어가므로 만약 음식에 유해 물질이 들어 있다면 건강에 적신호가 켜진다. 그만큼 먹는 문제는 건강과 직결되어 있는 것이다.

음식을 섭취할 때 문제가 되는 것은 첫째가 과식이고, 두 번째는 편식이며, 마지막으로 포식이라고 할 수 있다. 첫째로 문제가 되는 과식을 막기 위해서는 소식(小食)을 해야 한다. 나는 암이 발병하기 전엔 보통 과식하고 편식하고 포식하는 경향이 많았다. 그러나 수술 후부터는 우선 철저한 소식주의를 지켜 나가고 있다.

사실 몸무게도 수술 전에는 키 176cm에 80~81kg이었다. 수술 후 72kg으로 줄었고 그 후로 75kg 전후를 유지하고 있다. 먹을 것이 풍부해진 이후 문제가 되기 시작한 비만 문제는 미관상 보기에도 좋지 않지만, 각종 질병의 원인은 물론이고 노화를 촉진시키는 원인도 된다. 비만을 방지하고 질병을 예방하려면 조금씩 자주 먹는 소식주의가 필요하다.

가끔 방송에서 지방의 장수촌에 대해 소개하는 것을 보면, 노인들의 식생활은 하나같이 소식주의인 것을 알 수 있다. 그들은 주로 채식을 섭취하고 고기를 섭취해도 기름기를 모두 뺀 삶은 고기가 전부다. 밥의 양도 밥그릇에서 2분의 1 정도를 먹고 있었다. 그리고 한시도 쉬지 않고 계속 텃밭 등에 나가 풀을 뽑는 등의 일을 통하여 운동을 하고 있었다.

소식을 하다 보면 처음엔 자신이 정한 규칙을 지키기가 무척 어렵다. 특히 저녁에는 배고픔으로 인하여 잠을 청하기가 어려운 때도 많다. 원래 포식에 길들여졌던 위장이니 음식의 유혹에 견디기 힘든 것이다. 손만 뻗으면 먹을 것이 지천인데, 참고 유혹을 뿌리친다는 것은 경험을 하지 않고는 알 수 가 없을 것이다. 이런 과정을 며칠만 거치면 소식에 적응하게 되고 몸이 가벼워진다. 비만일 때는 무릎이나 허리에 무리가 가서 아픈 경우가 많았는데, 살을 빼고 나면 이런 현상도 자연스럽게 없어진다. 가벼워진 몸은 기분까지 상쾌하게 만들어 삶에 활력을 불러 일으킨다.

철저한 소식주의를 지키다 보니 포식하는 습관도 쉽게 버릴 수 있었다. 암을 앓기 전에는 밥을 먹을 때는 빨리 먹고 한꺼번에 많은 양의 음식을 섭취하곤 했다. 육식도 많이 했다.

나쁜 식생활 습관은 모두 갖추고 있었던 셈이다. 무엇을 먹든 포만감을 느껴야 수저를 놓곤 했다. 약간 배가 고픈 듯 할 때 수저를 놓아야 하는데 그것을 실천하지 못했다.

음식을 포식하면서 빨리 먹는 것만큼 나쁜 식생활도 없다. 보통 나의 식사 시간은 10분을 채 넘기지 않았다. 음식을 잘 씹지 않고 그대로 넘겼던 것이다. 그러니 소화가 잘 될 리가 없다. 지금은 아무리 빨라야 식사 시간은 30분을 넘긴다.

편식도 나쁜 식습관의 하나다. 특히 채소류가 식탁에 오르면 "오늘은 왜 이렇게 그린 필드냐"고 아내에게 불평을 하곤 했다. 매 끼니마다 고기가 식탁에 올라야 만족해 했다. 과일도 잘 먹지 않았다. 지금은 매일 아침 오색 과일을 한 접시 먹고 있지만, 발병 전에는 과일을 거의 먹지 않았다. 완전 편식주의였던 것이다.

서구에서는 반건강산업으로 낙인 찍힌 패스트푸드점, 패밀리 레스토랑이 우리같이 음식문화 의식의 후진국에 날개를 펴고 있을 때 우리 세대들은 그것에 심취했다. 나 역시 마찬가지였다. 바쁜 직장생활을 하면서 인스턴트 식품을 자주 섭하였고, 어느새 그들 식품에 빠져들었다.

패스트푸드는 바쁘게 살아가는 현대인들을 겨냥해 기계로 대량 생산하는 음식이다. 때문에 값싼 재료를 사용하고 있으며, 칼로리는 매우 높다. 인스턴트 식품 역시 값싼 재료와 인공 조미료의 혼합체라고 보면 된다. 이 두 가지 식품은 비만과 발암 물질, 당뇨병, 심장병, 동맥경화 등의 질병을 유발하기 쉬운 것으로 보고되고 있다. 그러니 되도록 섭취하지 않는 것이 바람직한 것이다.

그러면 어떤 음식을 먹어야 하는가. 손으로 만든 음식을 먹고 천천히 먹으면 된다. 손으로 만드는 음식은 전래되어 오고 있는 우리의 토속음식이 여기에 해당된다. 토속음식은 재료부터 주부들이 직접 고르고 다듬고, 삶거나 조리하는 과정에서 온갖 좋은 양념을 넣어 버무려 완성된다.

요즘 내 밥상에 오르는 토속음식을 예로 들어 보자. 우선 밥이 전에는 흰쌀밥이었으나 잡곡과 현미를 섞은 밥으로 변했다. 찬의 경우는 주로 콩으로 만들어진 것이 반드시 상에 오른다. 두부찌개가 아니면 비지찌개와 콩장, 청국장, 고추장이 오른다. 김치와 생선구이, 계란찜, 김도 빠지지 않는다. 양상추와 양배추도 하루에 한 번은 번갈아 식탁에 오르고, 시금치국, 미역국, 콩나물 배추국도 자주 차려진다. 고기는 한 달에 세 번 정도 상추쌈에 얹어 들고 있다.

이처럼 우리의 전통음식을 소식과 함께 병행하면 암 예방은 물론 각종 질병과 노화 예방이 쉽다고 한다. 이와 함께 천천히 먹을 것을 권하고 싶다. 꼭꼭 씹어 먹다 보면 느리게 먹을 수 있고 소식으로부터 오는 배고픔도 잊을 수 있다.

젊은 시절엔 일상이 바빠 돌아가다 보니 빨리빨리 먹기가 대세였다. 마음에 여유가 없다 보니 쫓기듯이 식사하게 되었던 것이다. 꼭꼭 씹어 먹기는커녕 정 바쁘면 밥을 물에 말아 그냥 넘기기가 일쑤였다. 그래서 지금은 절대로 밥을 물이나 국에 말아 먹지 않는다.

예전에 어른들은 식탁에서 식사 중 말하는 것을 금기시했었다. 밥을 먹다가 말을 하면 반드시 꾸중을 듣곤 했다. 그것이 잘못된 것이다.

온 가족이 하루를 시작할 때는 출근 시간이 각기 다르므로 한 자리에 모여 식사를 못하고, 점심 시간은 거의 모두 외식을 해야 하므로 저녁 시간에나 모이게 된다. 그러므로 이 자리는 단순히 음식을 먹는 자리라기 보다 온 식구가 서로 얼굴을 맞대고 대화하는 자리가 되어야 한다. 식사를 하면서 하루 동안 각자 밖에서 일어났던 이야기를 하면 자연히 식사 시간이 길어지고 음식도 꼭꼭 씹어 먹는 습관을 기를 수 있게 될 것이다. 천천히 느리게 먹는 습관이 들여지면 소식(小食)도 자연히 지켜지게 된다.

가족과 더 많이 갖는 여가생활_

●암에 걸린 사람들은 알겠지만 수술 과정이나 항암 치료 과정이 얼마나 힘든지 모른다. 식사를 제대로 못하니 하루하루 기력은 쇠잔해지고 얼굴은 병색이 완연한 것이 거울이라도 들여다보면 언제 내가 이렇게 초췌해졌는지 한숨만 나온다.

나는 수술 후 약 20여일간 병실에 머무는 동안 혼자의 힘으로는 화장실에 갈 수도 없고 볼 일이라도 보고 나면 뒤처리도 제대로 못할 정도였다. 그때마다 이러다가 그냥 저세상으로 가는 것은 아닌지 하는 생각이 들곤 했다. 그래서 나는 지금 당장 데려가셔도 좋으니 통증만 없게 하여 주시라고 하나님께 기도하곤 했다. 이럴 때면 아내는 내 손을 꼭 잡아 주면서 의사선생님 말씀이 수술은 성공적으로 끝났고 경과도 점점 좋아지고 있다고 했다고 설명해 주었다. 그리고 병원을 나가면 우리 어디 조용한 시골로 가서 공기 좋고 물 좋은 환경에서 노후를 보내자고 말하곤 했다.

병원에 입원해 있는 동안 아내의 고생은 무척 심했다고 생각된다. 침

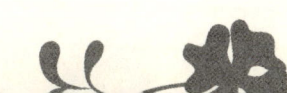

대 옆 보조의자에서 쪼그려 잠을 자고, 내가 아파하거나 화장실에 가려면 자다가도 일어나 간호하고 부추겨야 했기 때문이다. 그 영향 때문인지 퇴원한 뒤 곧바로 아내는 한 일주일 정도 몸살을 앓았다.

아내는 내가 암에 걸린 그 순간부터 자신의 생활을 제쳐 두어야 했다. 딸이 분당에 살고 있었지만 가정주부가 매일같이 찾아와 간호할 수도 없었고, 아들 내외는 미국에서 살고 있으니 그저 전화로만 안부를 묻는 정도였던 것이다. 나는 암과 싸우는 동안 너무나도 가까이 있어서 오히려 그 소중함을 알지 못했던 아내의 존재를 깨닫게 되었다.

아내는 한평생 그림자처럼 나와 함께해 왔었다. 내가 자유분방한 기자생활을 할 때는 물론이고, 교수가 되어서 연일 책 속에 파묻혀 시간을 보낼 때, 아내는 그저 나의 길을 동행하면서 수발을 들어 왔었다. 기쁘고 즐거울 때는 물론이고 괴롭고 슬플 때도 아내는 나와 함께하였고, 밖의 일에만 열중하던 남편 때문에 아이를 기르고 약국을 경영하면서 집안의 대소사를 챙기는 일도 아내 혼자서 해냈다. 젊어서 나는 아내의 그런 일들이 당연한 것이었고 내가 상관할 바가 아니라고 생각했던 것 같다. 그만큼 아내의 존재를 인식하면서도 겉으로만 인식했던 것이다. 그런 내가 소위 '죽을 병'이라고 하는 암에 걸려 수술을 받고 치료를 받는 동안 아내의 소중함을 알게 된 것이다.

내가 암에 걸렸다는 사실을 이용국내과에서 처음 알게 됐을 때 집사람은 더 억장이 무너지는 것 같았을 것이다. 한평생 고생만 시키고 이제 노년에 들어서서 즐겁게 여가를 보내면서 인생살이의 참뜻을 알만

하니까 암에 걸렸다니 얼마나 속상했을까. 나야 내가 하고 싶은 대로 무관의 제왕 노릇도 해보았고, 학문을 틈틈이 연마했다가 후학을 가르치면서 노년을 즐겨 왔으니 무슨 생의 미련이 있겠는가마는, 아내의 충격은 이루 말할 수 없었을 것이다.

평소에는 큰 일에 부닥치면 허둥대던 아내가 이번 나의 암 선고에는 의외로 매우 침착해 보였다. 큰 병원으로 옮겨 수술을 받아야 하고 그 결과는 현재로서는 아무도 장담할 수 없다는 의사선생님의 말씀에도, 아내는 하나도 놀라지 않고 냉정하게 입원 수속을 마치고, 수술에 들어가도 별로 말이 없었다. 나중에 아내가 실토한 것이지만, 사실 아내는 절망과 고통 속에 아무나 붙잡고 통곡이라도 하고 싶은 심정이었다고 했다.

하지만 그녀는 자신이 냉정해 하지 않으면 남편을 살릴 수 없다고 생각했고, 또 불안한 표정을 나에게 보이면 내가 용기를 잃을 것 같아 되도록 침착하고 웃는 얼굴을 보이려 노력했다는 것이다.

항암치료를 받을 때와 그 뒤 몇 달 동안 식사를 거의 못할 때나 잠을 제대로 못 잘 때도 아내는 같이 밤잠을 이루지 못했고 식사도 제대로 못했다. 그럴 때마다 아내는 조용히 일어나 거실로 나가서 하나님께 간절히 기도하곤 했다. 어떤 때는 내 옆에 조용히 누워 아주 작은 소리로 찬송가를 불러 주곤 하였다.

암이 내 곁을 떠난 지 지난 7월 1일로 만 5년이 됐다. 그동안 나는 아내의 존재를 다시 깨닫게 되었다. 암 환자인 나의 병 수발을 힘든 내색도 하지 않고 묵묵히 해오면서 나에게 삶의 희망을 심어 준 아내의 사랑에 감사할 줄 알게 되었다.

항암주사를 맞는 동안 외손자가 찾아와 즐거움을 주었고, 미국에 살던 아들 내외가 급히 귀국하여 살면서 친손녀와 친손자가 엔도르핀을 만들어 주면서 가족이라는 존재가 얼마나 소중한가도 알게 되었다.

암이라는 몹쓸 병을 통해서 나의 요즘 생활은 전과 판이하게 달라졌다. 제일 먼저 철칙으로 삼고 있는 것은 많은 시간을 가족과 함께 보내는 것이다. 특히 아내와 함께하는 여가생활을 하자는 것이 나의 주장이 되었다.

1주일의 나의 일과는 이틀 정도는 학교에 나가 강의를 하고, 하루는 서예에 열중하며, 하루는 책을 읽거나 집필을 한다. 또 하루는 아내와 교외로 나가 걷기를 하고, 나머지 하루는 손자의 방문을 받아 놀아 주고, 주일엔 교회에 나가 예배드리고 봉사한다. 물론 집안의 행사가 있거나 나와 아내가 모임에 참석하는 일이 있을 때는 이 스케줄이 다소 변동되기도 한다. 하지만 한 달에 한 번은 남양주 영화촬영소에 가서 영화를 감상하고, 외국 영화는 용산 CGV에 가서 두 달에 한 번씩 감상하는 시간을 갖고 있다. 걷기 운동을 하거나 영화감상, 교회에 가서 예배와 찬양을 드리는 일은 항상 아내와 함께 한다.

〈월간 한맥〉이나 〈월간 문학〉 같은 정기구독 잡지는 내가 읽은 다음 아내가 읽고 그 중에서 감명 깊었던 시나 소설, 수필에 대하여 아내와 서로 이야기를 나누는 시간도 가끔 갖고 있다. 책을 읽고 쓰는 일은 치매 예방에 좋다고 하여 우리 부부가 오래 전부터 해오고 있는 일과 중 하나다.

  나는 아내의 주장에 따라 식단에 올리는 먹을거리는 우리 농산물로 하기로 하고 한 달에 세 번 정도 양재동 농협마트로 함께 시장을 보러 간다. 조미료 없이 음식을 짜지 않고 맵지 않게 먹기 위해서 모든 반찬은 아내가 집에서 직접 담근다. 밥은 현미잡곡밥을 짓지만 어쩌다 손녀가 오면 흰쌀밥을 따로 지어야 한다. 한 6개월 전부터 손녀도 현미잡곡밥을 먹기 시작해 다행이다. 과일도 우리 것만 먹는다.

  누구나 처음 암에 걸렸다는 말을 들으면 하늘이 무너지는 것 같은 절망감에 빠진다. 그 절망감은 수술을 받고 항암치료를 받는 동안 더욱 깊어지게 마련이다. 하지만 여기서 자신의 의지가 꺾여서는 안 된다. 암은 반드시 이겨낼 수 있다는 자신감을 갖고 싸워 나가야 한다. 다만, 주변의 이런저런 이야기에 현혹되지 말고 담당 의사선생님의 치료에 맡기고 따라야 한다. 어떤 상황에서도 당황하지 말고 꿋꿋이 버텨낼 수 있는 자신감을 잃어서는 안 된다. 그리고 투병생활을 하면서 자신은 암과 직접 싸우지만 가족이라는 울타리가 자신을 지켜 준다는 것도 잊지 말아야 할 것이다.

잘 먹고 잘 싸고 잘 자자_

●대장암에 걸리고 나서 내가 들은 얘기 중에 가장 실감나는 이야기가 있다. 즉, "잘 먹고 잘 싸고 잘 자자"라는 말이다. 잘 먹고 잘 싸며 잠을 잘 자면 건강하다는 것이다. 이 말이 당연히 맞는 말이라는 것은 순전히 경험에 의한 것이다.

몸에 좋은 음식을 먹고 하루에 한 번 규칙적으로 배변을 한다면 그렇지 못한 사람보다 건강하게 오래 산다. 배변은 장의 건강 상태를 알아볼 수 있는 가장 손쉬운 방법이다. 그래서 반드시 배변 후에는 뒤를 돌아보는 것이 좋다. 변의 색깔이나 모양 그리고 냄새 등을 보고 대장의 건강 상태를 알아 볼 수 있기 때문이다.

잘 먹고 잘 싸고 잘 자자는 말은 남성들에게만 해당하는 말이 아니다. 요즘엔 여성들에게도 적용되는 말이기도 하다. 여성 대장암의 환자수가 최근 들어 크게 늘고 있기 때문이다.

한 대장항문 전문병원에 따르면, 이 병원을 찾은 여성 대장암 환자수는 2005년 78명에서 2007년 102명, 2009년 151명으로 꾸준히 증가하는 추세라는 것이다. 그 원인은 음주와 과다한 육류 섭취, 인스턴트 식품의 대중화와 같은 환경적 요인을 꼽을 수 있다. 여성의 사회 진출이 늘어나면서 여성의 음주문화와 바쁜 생활 속에 패스트푸드를 즐겨 찾는 것이 대장암 증가와 무관하지 않다는 것이 전문의들의 판단이다. 또 마른 여성의 몸매를 선호하는 사회적 분위기에 맞춰 나이를 불문하고 대부분의 여성이 무리한 다이어트 시도와 포기를 반복한다. 다이어트를 통해 전체적인 음식물을 줄이면서 섬유소를 적게 섭취하는 것도 대장암을 증가시키는 원인의 하나로 판단할 수가 있다.

배변할 때 보면 건강한 장의 경우는 변이 황갈색을 띠고 적당한 굵기로 바나나 모양으로 너무 짧거나 길지 않게 배출되며, 냄새도 심하게 나지 않는다. 그러나 심한 악취가 나고 변의 색깔도 검고 단단해서 잘 나오지 않거나 새끼손가락처럼 가느다랗거나 묽게 나온다면 장의 건강에 이상이 있다는 증거다. 특히 변에 혈흔이 있는 경우는 건강이 심각하게 위협을 받고 있다고 보면 된다. 변비가 계속되거나 설사가 잦고 냄새 나는 가스(방귀)가 자주 나오는 것은 나쁜 증세다.

대장암 예방을 위한 최선의 방법은 정기적인 내시경 검사다. 의사가 직접 장내의 상태를 꼼꼼히 확인하면서 검사 도중 발견된 용종(Polyp)을 바로 절제할 수 있다.

내시경 진단과 치료는 동시에 가능하다. 또 절제된 용종은 조직 검사를 통해 대장암 진단 여부도 가능하다. 50대 이상의 경우 남녀 구분 없이 최소한 3~5년에 한 번 대장 내시경 검사를 받는 것이 좋다. 특히 위암이나 대장암 등과 관련된 가족력이 있는 경우에는 40대부터 검진을 받기를 권한다.

이와 함께 원인을 알 수 없는 만성 설사가 이어질 때, 항문 출혈이 잦을 때, 아랫배 통증이나 불편감이 지속할 때도 대장 내시경 검사를 받을 필요가 있다.

대장은 소화기관 중에서도 가장 말단에 위치해 노폐물을 처리하기 때문에 평소 섭취하는 음식 종류와 밀접한 관계를 갖는다. 육류와 동물성 지방을 많이 섭취하면 대변이 장에 머물러 있는 시간이 길어지게 되고, 이를 소화시키기 위해 담즙산의 분비가 촉진되면서 대장 점막세포를 손상시켜 암세포가 발생하기 좋은 환경이 만들어지게 된다.

따라서 평소 대장 건강을 위해서는 장을 깨끗하게 관리할 수 있는 식이섬유를 많이 섭취하는 것이 좋다. 식이섬유는 체내에 들어와 위장 속을 통과할 때 마치 스펀지가 물을 빨아들이듯 체내에 쌓인 발암 물질이나 고혈압, 동맥경화의 원인이 되는 물질을 함께 흡수해 몸 밖으로 배설하는 역할을 한다. 그뿐 아니라 혈당의 흡수를 지연시켜 당뇨 증세를 개선하고 혈청 콜레스테롤 수치를 떨어지게 하며, 대장 내의 세균층의 분포를 변화시켜 몸에 유익한 장내 세균을 증식시켜 각종 질환 중 특히 대장암 예방에 크게 도움이 된다.

섬유질이 풍부한 식품으로는 현미, 고구마, 버섯, 브로콜리, 토마토, 당근 등이 있다. 이들 식이섬유가 풍부한 음식들은 대개 삶거나 찌고 굽는 방법을 선택하는 것이 좋다. 기름에 튀기거나 볶는 조리법은 지방에서 나오는 독소가 장기적으로 장에 영향을 미칠 수 있으므로 피하는 게 좋다.

　나는 계속해서 양파즙을 복용하고 마늘도 하루 세 쪽은 반드시 먹는다. 그리고 아침에 일어나 기도가 끝나면 맨손체조를 하고 곧이어 윗몸일으키기를 스무 번 정도 한다. 그리고 밖으로 나가 걷기 운동을 약 한 시간 가량 하는 습관을 가지고 있다.

　양파와 마늘에는 올리고당이 함유되어 있는데, 이것이 좋은 균의 먹이를 제공하면서 변비 개선에 효과를 가져온다. 또 사과와 미역, 다시마와 같은 해조류에는 펙틴이 함유되어 있어 변비와 설사에 도움을 준다. 그래서 아침 밥상에 적어도 일주일에 두 번 정도 미역국이 오르고 식사 후 먹는 과일에 사과가 빠지지 않는다. 걷기 운동은 물론이고 윗몸일으키기는 배의 근육과 힘을 강화하는 데 큰 도움을 준다.

　대장암 수술을 받고 1년 뒤 정기 검진에서 나는 생각지도 않은 폴립이 또 생겨난 것을 발견할 수 있었다. 대개 암 수술을 받을 때 장 내에 있는 폴립은 거의 모두 제거하고 그 뒤로 먹는 음식도 유의하기 때문에 한동안은 용정이 생기지 않을 것이라고 생각했는데 잘못 생각한 것이었다.

　폴립은 인체에 생겨도 해가 되지 않는 것과 암으로 발전할 가능성이 있는 종양성의 두 가지가 있다. 다행히 이번에 발견된 용정은 해가 되지 않는 것이어서 내시경 검사시에 제거하는 것으로 마무리가 되었다. 담당 의사선생님의 설명에 따르면, 대장의 점막에는 폴립이 잘 생긴다고 한다. 그리고 대장암의 70% 가량이 바로 종양성 폴립에서 암으로 발전된다는 것이다.

그런데 장 내의 폴립은 배설되지 못한 노폐물로 인한 유해균의 증식에서 생성된다고 한다. 또한 나쁜 균이 늘어나면 활성산소 등의 해로운 물질이 증가하고, 이로 인해 점막에 이상이 생겨 암 발생 가능성을 높인다는 것이다. 따라서 대장암을 예방하려면 폴립이 생겨나지 않도록 하고, 대장 점막의 손상을 가져오지 않도록 유해균 증식을 억제해야 한다. 물론 폴립이 생겨나면 즉시 제거해야 한다. 그래서 3~5년에 한 번은 대장 내시경을 통해 검사를 받는 것이 좋다는 것이다. 폴립은 나같이 대장암을 수술하면서 모두 제거했다고 해도 다시 발견될 가능성이 많기 때문에 한번 폴립을 제거했다고 안심해서는 안 된다.

암, 나는 이렇게 극복했다

7 알아 두어야 할 7대 암에 대한 상식

- 간암(肝癌)
- 위암(胃癌)
- 폐암(肺癌)
- 자궁암(子宮癌)
- 유방암(乳房癌)
- 대장암(大腸癌)
- 갑상선암(甲狀腺癌)

간암(肝癌)

🌀이 장에서는 각종 암의 원인이나 증상, 진단, 예방 등에 대하여 〈최신가정의학백과〉(서음간)를 참고로 하여 설명하고자 한다.

먼저 간에 생기는 암은 크게 두 가지로 나뉜다. 본래 간에서 발생한 암은 원발성 간암이라고 부르고, 다른 장기의 암이 전이된 것은 속발성 간암이라고 한다.

우리나라에서 보는 간암의 90%는 원발성 간암이다.

원 인

간암의 원인이 되는 발암 물질은 아플라톡신이다. 아플라톡신은 곰팡이가 만들어내는 독소이고, 간 손상이나 간암을 일으키는 원흉으로 알려지고 있다. 이 독소를 만드는 곰팡이는 온도와 습도만 적당하면 세계 어느 곳에서도 널리 자란다.

간암이 많은 지역에 사는 아프리카 주민은 이 곰팡이 독에 오염된 콩이나 낙화생을 주식으로 하고 있다. 우리나라 동남아시아에서도 콩으로 메주·된장·간장을 만들어 먹고 있다.

대만에서는 간장이나 음식물 속에서 아플라톡신이 발견되었다는 보고도 있고, 우리나라의 메주에서도 이 발암 물질의 유무 때문에 논쟁이 있었던 일도 있다. 어떻든 우리가 늘 먹고 있는 발효 식품 속에는 이 곰팡이 독이 도사리고 있을 가능성이 많다.

간암의 두 번째 범인으로 지목받고 있는 것이 B형 간염인 바이러스이다. 이 바이러스는 급성간염을 일으키는데, 흔히 수혈이나 소독이 안 된 주사 바늘을 통해서 전염되나 입을 통해서도 감염이 가능하다.

급성간염 환자의 일부가 만성간염으로 이행되고, 만성간염에서 간경화증으로, 간경화증이 간암으로 발전하는 단계를 거치는 것으로 믿어지고 있는데, 따라서 간경화증은 간암의 전단계로 간주되고 있다.

세계적으로 B형 바이러스 간염 감염률이 높은 지역일수록 간암이 많고, 우리나라 간암 환자의 80%가 그 핏속에서 이 바이러스가 발견되고 있다고 한다. 일반인들 사이의 보균율이 5~11%인데, 이를 가볍게 보아 넘길 일이 아니라는 것이다. 이 외에 간디스토마나 음주도 간암 원인 중의 하나로 간주되고 있다.

증상

간암은 조기 진단이 어려운 병의 하나이다. 간 질환은 병이 상당히 진행되어야 비로소 증세가 나타나고, 간조직의 파괴가 상당히 진행된 때에도 간기능 검사상 이상이 나타나지 않는 수가 많아서 간을 '침묵의 장기'라고도 부른다.

간암의 가장 흔한 증상은 간이 커지고 단단한 결절들이 오른쪽 갈빗대 밑에서 만져지는 것이다. 어떤 때는 오른쪽 상복부에 둔통을 느끼며 소화 불량·설사·체중 감소 등의 증상을 호소한다.

간암의 거의 대부분이 간경화증을 동반하기 때문에 복수가 차거나 부종이 생기며 황달이 나타나기도 하고, 특히 간경화증이 있던 환자가 특별한 이유 없이 증상이 악화되면 간암을 의심하여야 한다.

진 단

일반 검사를 통해 간암이 의심되면 정밀 검사를 실시하여 확진한다. 간암은 환자의 혈청에서 알파페토프로테인(Alfa-Fetoprotein : AFP)이 나타나는 점을 이용하여 알아낸다. 간암 환자의 약 85% 정도에서 그 수치가 오르는 것으로 되어 있다. 이밖에도 간 초음파 검사, CT, 간 조직 검사 등을 시행하여 간암 여부를 확진한다. 간암으로 진단됐을 경우 담당의사는 모든 검사 결과를 종합하여 치료 방법을 결정한다.

예 방

간암을 예방하기 위해서는 간염에 걸리지 않도록 주의하거나, 걸렸다고 하더라도 확실하게 치료하는 것이 좋다. 그나마 다행인 것은 B형 간염은 백신이 발견되어 있어 예방이 가능하다는 점이다. B형 간염 예방이야말로 간암을 예방하는 첫 걸음이라는 점을 잊지 말자.

또 간암을 예방하기 위해서는 음주 습관을 바로 잡을 필요도 있다. 물론 술이 간암에 직접적인 영향을 준다는 연구 결과는 나와 있지 않다. 그러나 술이 간암과 간경변의 중요한 요인이라는 점에서 볼 때, 바른 음주 습관을 갖는 것 또한 간암 예방에 도움이 된다고 할 수 있다. 지나친 음주가 연일 계속될 경우에는 간이 혹사당해 나빠질 수밖에 없다.

일반적으로 알코올의 해독에는 3~4일 정도 걸린다. 따라서 매일같이 폭주를 하면 간이 쉬지 못해 제 기능을 하지 못한다. 간의 기능이 떨어지면 결국 간염이나 간경변에 걸릴 확률이 높아질 수밖에 없다.

위암(胃癌)_

원 인

우리나라는 '위암 왕국'이라고 할 수 있다. 한국뿐 아니라 이웃 일본이나 다른 아시아 국가에서도 위암은 가장 빈발하는 암 중의 하나이다. 이와 같이 세계에서 우리나라 등 아시아 국가에서 위암이 많이 발생하고 있는 것은 민족이나 인종의 차이라고 보기 보다는 생활 환경, 특히 식생활 환경의 차이 때문이라고 보여진다.

일본에서 미국으로 이민 간 후손들의 위암 발생률은 그곳 토박이들의 수치와 비슷하다.

재미 일본인 1~3세의 위암 발생률을 조사한 결과, 1세에서는 일본 내의 발병률과 같이 높았으나 2세, 3세로 가면서 크게 줄어들어 기존 미국인들의 발병률과 거의 같게 되었다.

미국의 경우 위암은 1950년대에 가장 많은 병 중의 하나였으나 70년대 들어와서 가장 적은 병이 되었다고 한다. 우리나라의 경우 사망률도 위암은 1998년까지 1위였으나 그 후 10년간 2.9명 감소하면서 3위로 물러섰다. 재미 일본인의 위암 발생률의 감소는 냉장고의 보급과 관계가 깊다고 보고 있다. 냉장고가 가정마다 보급되어 음식의 위생이 깨끗해지고 변질되지 않아 발암 물질이 적어짐에 따라 위암이 줄었다고 전문가들은 보았다.

한국인의 하루 소금 소비량은 약 20g으로 서양인의 2배를 짜게 먹는다. 이런 고염식이나 소금에 절인 음식이 위암의 발생률을 높인다. 한 조사에 의하면, 한국, 일본, 핀란드, 아이슬란드 등 위암 다발 국가의 공통점은 절인 생선을 먹는 습관이 있다는 것이다. 절인 생선에는 염분 농도가 많을 뿐 아니라, 아질산 등 발암 물질이 많이 들어 있다.

그밖에도 태운 음식이나 영양이나 비타민 부족, 방부제로 쓰이는 아질산 소오다가 위암의 원인이 된다. 이에 반하여 우유는 위암을 방지해 주고 암을 예방해 준다.

증 상

우리나라에서는 아파도 병원에 가서 확실한 진단을 받지 않는 경우가 아직도 많다. 얼마 전까지만 해도 시골의 경우 흔히 속병이나 속앓이 등으로 사망하였다는 것이 많았는데, 그것의 대부분이 위암일 가능성이 높다고 생각된다.

위암의 초기에는 아무런 특이할 만한 증세가 없다. 대개 어느 정도 진행되어야 증세가 나타나기 때문에 조기 발견을 위해서는 정기 점검이 필수적이 아닐 수 없다.

대부분의 경우 식욕이 떨어지고 상복부에 가벼운 통증과 팽만감 등이 나타나며, 점차 몹시 쇠약해지고 원기가 떨어지는 느낌을 갖게 된다. 구역질은 위암에 있어서 중요한 증세의 하나인데, 다른 질환에서는 구토가 있다고 하여도 며칠이면 특별한 치료 없이도 회복이 되지만, 위암에서는 치료를 받아도 일시적 호전에 불과하다.

위의 입구인 분문부(噴門部)에 암이 생기면 음식을 삼키기가 어려워지고 구토가 나타난다. 위의 출구인 유문부(幽門部)에 암이 생기면 음식물의 통과 장애 때문에 위 내에 저류되어 상복부에 중압감이 심하고, 식후 상당한 시간이 지난 뒤 소화가 안 된 음식물을 그대로 토하게 된다.

위암은 위의 유문부에 생기는 것이 가장 많다. 자기 스스로 누워서 상복부에 단단한 혹을 직접 만질 수도 있으며, 위출혈도 자주 보는 증상으로, 커피색과 같은 혈액을 토하거나 타르색의 변을 보게 된다. 또 빈혈이 생겨 얼굴이 창백해진다. 말기에는 몸이 아주 쇠약해져서 전신이 붓기 시작하며 복수(腹水)가 차서 배가 불러지게 된다.

진 단

40대 이후에 위질환이나 소화장애가 계속되면 병원에 즉시 찾아가 검사를 받아야 한다.

위암의 진단은 환자에게 별 고통 없이 쉽고 정확하게 진단할 수 있다. 악성 종양으로 의심되는 경우 위 엑스선 조영검사 또는 위 내시경 검사를 하게 된다. 의사는 조직 검사, CT 및 MRI 등의 검사 결과를 종합해 암을 진단하고 그 병기를 결정한다. 위암의 조기 진단을 원할 경우 정기적으로 엑스선 조영검사나 위 내시경 검사를 받는 것이 좋다.

예방

우선 음식을 짜게 먹지 않는 것이 좋다. 염분 자체가 발암 물질은 아니지만, 위 점막에 여러 가지 변화를 주어 발암 물질의 작용을 촉진시키는 역할을 한다. 즉, 염분으로 인해 위 점막이 헐면 발암 물질의 통과가 쉬워질 뿐 아니라 상한 점막이 재생되는 과정에서 암세포로 변형될 소지가 있는 기형 세포가 만들어질 가능성이 있다.

또 위암의 예방을 위해서는 정기적으로 위 검사를 통해 헬리코박터 파일로리균의 감염 여부를 파악해야 한다. 항생제와 제산제 등 몇 종의 약물을 1~2주간 복용하면 90% 이상 완치가 가능하다.

폐암(肺癌)

◉폐암은 1900년대에 이르러 구미 각국에서 급격히 늘어나기 시작하여 지금은 랭킹 1위의 암이 되었다. 우리나라에서도 남자에게서는 제3위를 차지할 정도로 폐암 환자가 급격히 늘어나고 있다.

원인

폐암의 발생 원인은 방사선에 노출되거나 공기 오염 등도 일부 문제가 되겠으나, 무엇보다도 담배, 그 중에서도 종이로 말은 이른바 권련을 피우는 것과의 관계가 확실히 알려져 있다. 담배를 하루 한 갑씩 10년 이상을 피운 사람은 안 피운 사람에 비해 8~15배, 하루 두 갑을 피우는 사람은 10~15배 이상의 발생 빈도가 높으며, 담배를 끊고 5년이 지나면 폐암 발생률이 담배를 안 피운 사람에 가까이 된다고 한다.

폐암은 담배 한 가지만 피하면 예방할 수 있다니 참으로 다행스러운 일이다. 담배에 비하면 공기 오염이나 석면증(石綿症) 등의 다른 원인은 문제 밖이라고 볼 수 있다.

증 상

폐암의 증세는 특별한 원인 없이 생기는 기침이 제일 먼저 나타난다. 그러나 담배를 피우는 사람들은 평상시에도 기침과 가래가 있는 경우가 많기 때문에 대단치 않게 여기기 쉽다.

가래에 피가 섞여 나오거나 기침할 때 피가 올라오는 각혈을 하게 되어야 놀라서 병원을 찾게 된다.

기간지 벽에 생긴 암이 자라면 기관지가 좁아져 공기가 들어가는 데 장애가 생기고, 심하면 아주 막히게 된다. 따라서 암이 생긴 말단 부위에 폐암이 잘 생기거나 아주 막혀 공기가 안 통함으로써 무기폐(無氣肺)라는 상태가 된다.

폐암은 다른 암과 마찬가지로 전이를 일으켜 가슴속이나 목의 임파선으로 퍼지고, 늑막에도 퍼져서 늑막염 증세가 생기는데, 이때 가슴에 고인 물을 뽑아 보면 붉은 피가 섞여 있을 때가 흔히 있다.

그밖에도 뇌·뼈·간 등에도 흔히 전이를 일으키고 암은 폐에만 있고, 다른 곳으로 번지지 않았는데도 손끝이 북채 모양으로 둥글고 굵게 변하는 증상이 나타나기도 한다.

진 단

폐암 검사 가운데 가장 중요한 것은 흉부 엑스선 촬영이다. 이 촬영으로 폐에서 종양을 발견할 수 있다. 이어 CT 및 고해상도 CT를 통해 주위 조직으로의 확산 정도나 다른 장기로의 전이 등을 확인할 수 있다. 마지막으로 세침 세포 검사, 기관지 내시경 검사 및 조직 검사 등을 통해 폐암을 확진하고 그 종류와 진행 정도에 따라 수술 요법, 화학 요법, 방사선 요법 등 치료법을 결정한다.

예 방

우선 담배부터 끊어야 한다. 하루에 담배 한 갑을 피우는 사람은 담배를 피우지 않는 사람보다 폐암에 걸릴 확률이 4배나 높다. 흡연 기간이 길면 길수록 그 위험은 더욱 높아진다. 흡연은 폐암 이외에도 후두암, 식도암, 위암, 방광암 등 많은 암을 불러올 수 있다.

흔히 니코틴과 타르가 적은 담배를 피우면 폐암에 걸릴 확률이 낮아진다고 생각하지만, 그건 잘못된 생각이다. 담배에는 니코틴과 타르 외에도 수십 가지의 발암인자가 들어 있다.

따라서 니코틴과 타르 함량이 낮은 순한 담배를 피운다고 해서 암 발병률이 줄어드는 것은 아니다.

자궁암(子宮癌)

●일반적으로 자궁암이라고 하지만 의학적으로 지궁에는 전혀 다른 두 가지의 암이 있다.

자궁의 입구와 목에 해당하는 자궁경부에 생기는 자궁경부암과, 태아가 자라나는 자궁의 몸, 즉 자궁자체부의 암이 있는데, 우리나라에서는 대부분이 자궁경부암이기 때문에 한국에서 자궁암이라 부르는 것은 자궁경부암을 의미한다.

원 인

자궁암도 다른 암처럼 아직 정확한 원인은 모르고 있으나, 통계학적으로 보면 이런 여성에서 다른 여성보다 더 많이 자궁암이 발생되는 것이 밝혀져 있다.

첫째는, 성적 접촉과 관계가 있다. 독신녀보다는 기혼녀에서, 연령적으로는 빨리 결혼한 사람이, 또 성교를 어릴 때부터 시작한 사람이 그렇지 않은 여성보다 훨씬 높은 발생률을 보인다.

성적 생활이 문란한 여성, 성병의 경력이 있는 여성에서 발생 빈도가 높으며, 또 임신이나 출산 횟수가 많은 부인이 적은 부인보다 높다.

두 번째로는, 사회적·경제적 환경과 관계가 있다. 저소득층이나 교육 정도가 낮은 계층의 여성에 많으며, 따라서 자궁경부암을 '빈자의 암'이라고도 한다.

세 번째는, 접촉하는 남성과 관계가 있다. 유태인이나 회교도 여성들은 그 남성들이 출생 후 즉시 할례(割禮 : 포경수술)를 하기 때문에 남성 포경시에 생기는 치구(恥丘)가 없어 자궁경부암의 발생이 거의 없다는 것이다.

접촉하는 남성의 여성 관계가 문란한 경우에 얌전한 남편을 가진 부인보다 자궁암이 더 많이 생긴다는 흥미로운 보고도 있다.

결론적으로 이상의 원인들을 미루어 볼 때 한 마디로 불결하거나 비위생적인 요인이 깊은 관계가 있으며, 여성 개인들이 자기 위생 상태를 청결히 하면 발생 빈도가 저하될 것이다.

여성 성기에서 발견되는 헤르페스 바이러스 Ⅱ형이 자궁경부암 발생의 원인으로 지목받고 있기 때문에 혹자는 자궁경부암이 전염병이라고 주장하는 경우도 있다.

증상

자궁경부암의 조기 증상은 특별한 것이 없다. 굳이 말하자면 분비물,

즉 냉이 많아지고 냄새가 심하게 난다. 또한 중요한 증세는 월경 이외의 부정출혈이다. 냉에 피가 섞여 나오거나 성교 후에 출혈하는 경우가 있으나 이런 증상은 염증이나 다른 병에서도 볼 수 있는 것이다.

자궁경부암은 임상적 진행 정도에 따라 0기부터 4기까지로 나누고 있는데, 0기라 함은 암이 자궁경부의 상피 내에 머물고 있는 상태로서 아주 초기암이고, 여기서 진행되면 점차 진행성 침윤암으로 발전한다.

진 단

우리 몸에 생기는 여러 가지 암 중에서도 자궁경부암은 다행스럽게도 조기 발견하기가 가장 쉬운 암이다. 의사에게 정기적인 진찰만 받으면 0기암 시기에 발견할 수 있어 100% 완치할 수 있다. 조기진단 검사로는 질 세포조직 검사가 있다. 자궁경부암 역시 MRI, CT 스캔 등으로 진전도를 판정한다.

예 방

자궁암을 예방하기 위해서는 지속적인 검사를 통하여 인유두종 바이러스를 조기에 발견하고 치료하는 것이 최선이다.

인유두종 바이러스는 재발할 가능성이 높기 때문에 완치되었다 하더라도 계속해서 세심한 주의를 기울일 필요가 있다.

그러나 무엇보다도 건전한 성생활을 하는 것이 자궁암을 예방하는 첫 걸음이라 하겠다.

유방암(乳房癌)

●우리나라에서 전반적으로 암 환자가 급증하고 있다는 사실은 이미 새로운 현상이 아니다. 그 중에서도 문화생활과 관계가 깊다고 하는 유방암도 점차 증가되는 추세를 보이고 있다.

여성 유방암의 발생률은 폐경기(40~50세)가 지난 얼마 후 최고에 달하며 그 다음에는 급속히 감소하여 간다.

한국 여성의 유방암이 40대 이전에서 약 20%가 발생하고 있다는 사실은 유방암 조기 진단의 대상 연령을 20대 말이나 30대 초로 내려잡아야 한다는 중요한 문제를 제기하여 준다.

원 인

유방암의 발생 빈도는 분만 횟수가 적으면 높고, 유아에게 수유하는 여성에게서는 적다.

통계에 따르면 독신녀나 석녀(石女) 그리고 젖을 먹이지 않는 부인들에게서 많다. 그러한 여성들이 자랑하는 유방미는 언젠가 유방암으로 찌그러질 위험을 안고 있는 셈이다. 반대로 아기에게 젖꼭지를 물려 축 늘어진 유방을 가진 부인에게는 유방암이 적다. 이런 의미에서 유방암을 '부자의 암'이라고 볼 수 있는 것이다.

또한 유방암은 초경의 연령이 빠를수록 잘 생기기도 하고, 가족 중에 유방암 환자가 있을 때 더 잘 생긴다.

유방암은 난소 호르몬, 즉 에스트로겐이라는 여성 호르몬과 밀접한 관계가 있고, 일단 암이 생긴 후에도 그 발육이나 증식에 큰 영향을 미친다. 다른 질병으로 인하여 젊을 때 일찍 난소를 떼어 버린 여성에게는 유방암이 거의 발생하지 않는다.

유방암은 식생활, 특히 지방질 섭취가 많을수록 잘 생긴다는 학설도 있으나 유방의 크기나 모양과는 아무런 관계가 없다.

증 상

유방암은 유두(젖꼭지)를 중심으로 유방을 넷으로 나눌 때 상방 외측에 가장 많이 발생한다. 초기에는 통증이나 압통도 없고, 외부에서 단단한 혹을 만질 수 있다. 증세가 진행됨에 따라 혹이 점차 커지고 간혹 둔통이 있으며, 젖꼭지가 위축하여 다른 쪽과 위치의 차이가 발견되는 수가 많다. 좀더 지나면 암 조직과 피부가 유착하여 피부의 색깔이 변하고 착색하게 된다.

말기가 되면 유착된 부분이 헐고 궤양이 생기게 된다. 유방암이 주위의 임파선으로 전이가 되면 겨드랑이나 빗장뼈(쇄골) 상하에 임파선이 커지며, 유방암은 간·폐·뼈 계통에 가장 잘 전이를 일으킨다.

진 단

유방 내에 생긴 단단한 혹은 우선 암이라고 생각하고 즉시 의사의 진찰을 받아야 한다.

유방암의 조기 발견은 병원에서의 정기적인 검진에 의하기도 하지만, 환자 자신이 스스로 검사함으로써 발견되는 경우도 많다. 유방의 자기 검사법은 우선 상반신을 벗고 거울 앞에 서서 양쪽 팔을 자연스럽게 늘어뜨린 상태와 양쪽 유방의 모양, 표면의 피부, 유두의 위치 등을 관찰한다.

한쪽의 유두가 다른 쪽의 유두보다 높든지 편위(偏位)가 되었거나 좌우의 유방이 비대칭적이거나, 유방의 피부에 유착이나 착색이 있을 때에는 비정상적인 것이다.

이것이 끝나면 반듯이 천정을 보고 누워 어깨 밑에 베개를 넣고 유방을 촉진한다. 왼쪽 유방을 촉진할 때는 왼쪽 팔을 머리 위에 올려 놓고, 오른손가락으로 왼쪽 유방의 안쪽 반을 아래에서 위로 촉진하고 나서 바깥쪽 반을 아래에서 위로 촉진해 올라가 왼쪽 겨드랑이까지 만져 본다.

오른쪽 유방도 같은 요령으로 반복하는데, 유방 내에 단단한 경결(硬結)을 만질 수 있거나 겨드랑이에서 혹이 만져지면 일단 암으로 의심하고, 곧 병원에서 진찰을 받아야 한다.

유방의 자기 검사는 한 달에 한 번씩 시행하는데 월경이 끝난 후에 검사하는 것이 좋다.

병원에서의 유방암 진단에는 유방 X선 검사가 기본이고, 초음파, MRI 등도 사용한다. 이어 조직 검사를 통해 확진을 기다린다. 유방암 조기 진단을 위해서는 40대부터 해마다 한 번씩 정기적으로 유방 X선 검사를 받는 것이 가장 좋다.

예 방

유방암은 정확한 원인이 밝혀지지 않은 만큼 확실한 예방책도 없다. 조기 진단만이 유일한 방법이다.

30세 이상 여성들은 매달 자가 진단을 할 필요가 있으며, 그 시기는 생리가 끝나고 3~7일 사이가 가장 좋다. 40대부터는 유방 X선 검사 등의 검진을 한 해에 한 번씩 주기적으로 받는 것이 좋다.

대장암(大腸癌)

　　　　　　　　　　　　◉대장암이라고 하면 소장(小腸)의 끝으로부터 항문에 이르는 소화기관을 말하며, 이 부위에 발생된 암을 말한다. 대장은 소장보다 굵고 짧으며, 사람의 대장은 약 1m 정도이다.

　대장은 식물성 섬유의 소화와 소화잔재(消化殘滓)로부터의 수분의 흡수를 맡고 있다.

　대장은 맹장과 결장, 직장의 세 부분으로 나뉘고 있다.

원 인

　서양인에서는 위암 사망의 2배가 넘도록 많은 장암이지만, 한국과 일본에서는 오히려 위암의 발생률보다 3분의 1 정도 적게 발생한다. 대장은 맹장에서부터 상행·횡행·하행하여 S자형 결장과 직장까지로서 직장 쪽에 특히 암이 많이 발생하고 있다.

증상

대장암의 증세는 혈변이 있거나 점액변이 있다. 배변 습관에 이상이 오고 뒤가 무겁다고 느낀다. 그러나 위쪽 대장암에서는 항문과 멀어서 인지 배가 부른 듯 답답하거나 방귀가 연발되고 변비도 생긴다. 대변 빛깔이 달라지며 빈혈이 원인 불명으로 오며 체중 감소와 식욕 부진이 뒤따른다.

진단

대장암은 의사가 간단히 진단할 수 있으며 X선 조영제 검사 또는 장 내시경 검사를 통해 비교적 정확히 진단할 수 있다.

조기 진단을 위해서는 정기적으로 X선 조영제 검사나 장 내시경 검사를 받아야 한다.

예방

대장암을 예방하는 방법으로는 식생활의 변화가 필수적이다. 우선 가공식품과 육류의 섭취를 줄이고 채소나 과일 섭취를 늘리는 것이 좋다. 그렇다고 육류를 전혀 입에도 대지 말라는 것은 아니다. 육류 섭취와 비례해서 채소 섭취를 늘리는 것이 바람직하다는 뜻이다. 육류를 섭취할 때 상추에 싸서 먹는 방법도 좋다.

또한 칼로리 과잉으로 인한 비만도 발암과 관련이 있으므로 평소 적당한 운동을 하여 적정한 체중을 유지하는 것이 중요하다.

특히 중년의 나이에 접어들면 적어도 2년에 한 번씩은 X선 조영제 검사나 대장 내시경 검사를 받아 보는 것이 좋다. 또 가족성 용종증의 가족력이 있는 경우에는 나이에 구애받지 말고 주기적으로 검진을 받을 필요가 있다.

갑상선암(甲狀腺癌)

●갑상선암은 후골(喉骨) 밑에 있는 갑상선에서 주로 발생하는 암을 말한다. 갑상선은 갑상성 호르몬을 분비하는 장기로서 후두(喉頭) 밑에 위치하는 전경(前頸)에 있으며, 좌우 양엽(兩葉)으로 나뉘어져 있다.

갑상선암은 조직학적으로 세 가지 형태로 분류되고 있는데, 첫째는 유두상(乳頭狀) 갑상선암으로 비교적 악성도가 낮고 성장 속도도 느린데, 주로 30대 전후에 많이 발생하고 있으며, 전이가 빠르지 않아 조기에 발견하면 완치될 수 있다.

두 번째는 미분화(未分化) 갑상선암으로 60~70세에 많이 발생하며, 처음부터 급속히 성장하여 주위 임파선과 다른 장기에 혈관과 임파선을 통해 전파되고 있다.

세 번째는 여포성(濾胞性) 갑상선암인데 갑상선암의 약 4분의 1 정도를 차지하는 암으로 40~50세에 가장 많이 발생한다.

원 인

갑상선암은 남자보다 여자에게 많이 발생하는 암으로 그 비율은 1:3 정도이다. 세계2차대전시 원폭 투하를 받은 히로시마에 근래 들어 많은 갑상선암 환자가 발생하고 있다. 또한 실험으로도 증명이 된 바, 방사선이 갑상선암의 원인이 된다. 특히 갑상선 질환에 대한 방사선동위원소의 남용으로 암을 유발할 수 있다.

증 상

전에 있던 갑상선에 속발하거나 새로이 덩어리가 커지거나 목에 약간 떨어져서 덩어리가 단단해지며 유착이 나타나게 된다. 기관지나 피부·후두·식도 또는 임파선 등에 침범되면 완치가 어렵다.

초기에는 별다른 증세가 보이지 않으며 시간이 지날수록 종양은 커지는데, 주위의 임파선을 침윤하면 부어오른 임파선도 만져진다. 대개 암종 자체에서 동통을 느끼지 않으나 목·얼굴 같은 곳으로 퍼지면 쑤시는 것 같은 아픔을 느끼게 된다. 증세가 발전하면 체중 감소·쇠약 등이 나타난다.

진 단

갑상선의 종양이 있고 없음은 앉은 자세로 물을 마시게 해보면 쉽게 알 수 있다. 목 앞 부분 양쪽의 갑상선이 물을 마실 때마다 상하운동을 하는데, 이때 그 크기와 형태, 차이 등으로 종양의 유무를 판단할 수 있다. 또한 X선 촬영으로 간단히 진단이 가능하다.

예 방

특별한 예방법은 없지만, 일반적으로 환경 오염에서 벗어나야 하고 조기 발견과 조기 치료에 주력할 것을 권한다. 연례적으로 신체검사를 하거나 정기적인 종합 검진으로 건강 관리를 하는 것이 좋은 예방법이다.

암, 나는 이렇게 극복했다

초판발행	2010년 9월 6일
저자	장석영
발행인	김기제
발행처	도서출판 팔복원
주소	서울시 마포구 성산동 275-2 2층
전화	02-338-6516, 02-338-6478
FAX	02-335-3229
ISBN	978-89-85840-12-5
홈페이지	www.palbook.net
등록	제3-363호(1991. 7. 22)
표지디자인	권철환
편집	디스토리
인쇄	서진인쇄사

※ 잘못된 책은 바꾸어 드립니다.

암, 나는 이렇게 극복했다

yo, 나는 이렇게 극복했다

나는 이렇게 부른다

암, 나는 이렇게 극복했다